社区卫生服务技术规范丛书

社区孕产妇健康管理

（试　用）

主　　编　朱丽萍　华嘉增

编写人员　（按姓氏笔画排序）

丁　瑛　王　斌　王德芬　石　琦

卢树华　庄思良　宋　莉　邵玉芬

郁凯明　俞顺章　施　红　施慎逊

洪素英　秦　敏　贾万樑　高晓玲

董玉英　韩素慧　谭　晶　潘琢如

北京大学医学出版社

图书在版编目（CIP）数据

社区孕产妇健康管理（试用）/朱丽萍，华嘉增主编．—北京：北京大学医学出版社，2008.3

（社区卫生服务技术规范丛书）

ISBN 978-7-81116-142-7

Ⅰ.社… Ⅱ.朱… Ⅲ.①孕妇—妇幼保健②产妇—妇幼保健 Ⅳ.R715.3

中国版本图书馆 CIP 数据核字（2008）第 002968 号

社区孕产妇健康管理（试用）

主　　编： 朱丽萍　华嘉增

出版发行： 北京大学医学出版社（电话：010-82802230）

地　　址：（100083）北京市海淀区学院路 38 号 北京大学医学部院内

网　　址： http：//www. pumpress. com. cn

E - mail： booksale@bjmu. edu. cn

印　　刷： 北京瑞达方舟印务有限责任公司

经　　销： 新华书店

责任编辑： 江　宁　　**责任校对：** 金彤文　　**责任印制：** 张京生

开　　本： 850mm×1168mm 1/32　**印张：** 6　**插页：** 4　**字数：** 101 千字

版　　次： 2008 年 3 月第 1 版　2008 年 3 月第 1 次印刷

书　　号： ISBN 978-7-81116-142-7

定　　价： 15.60 元

序

党中央、国务院高度重视城市社区卫生工作，并将发展社区卫生服务作为深化城市医疗卫生体制改革和有效解决群众看病难、看病贵等问题的重要举措，作为构建新型城市卫生服务体系的基础。2006 年 2 月，《国务院关于发展城市社区卫生服务的指导意见》（国发〔2006〕10 号）（以下简称《指导意见》）提出，到 2010 年，全国地级以上城市和有条件的县级市要建立比较完善的社区卫生服务体系，社区卫生服务机构设置合理，服务功能健全，人员素质较高，运行机制科学，监督管理规范，居民可以在社区享受到疾病预防等公共卫生服务和一般常见病、多发病的基本医疗服务。《指导意见》还明确要求健全社区卫生服务技术操作规程和工作制度。

近年来，在各级政府和各有关部门的共同努力下，城市社区卫生工作取得了积极的进展。目前，全国已建成社区卫生服务中心 5000 多个、社区卫生服务站近 18000 个，从事社区卫生工作的卫生技术人员达 26 万人。社区卫生服务功能不断完善，服务水平不断提高，并因其便捷、经济的特点受到群众的普遍欢迎。研究制订符合我国国情的社区卫生服务技术规范，对于规范社区卫生服务机构及其医务人员的专业技术行为，提高服务能力，保证服务质量，为居民提供安全、有效、便捷、经济的公共卫生和基本医疗服务具有重要意义。

为贯彻落实《指导意见》，我司委托中国社区卫生协会组织相关领域专家，以科学、有效、可行为原则，开展社区卫生服务技术规范的研究制订工作。现在已经完成了第一批技术规范的研制工作，并在东、中、西部遴选了十个城市进行试用，期待在实践应用中加以修改和完善。

现将第一批社区卫生服务技术规范丛书（试用）出版发行，供各地在工作中使用。随着社区卫生服务的发展，其他相关技术规范也将陆续推出。希望各地加强社区卫生服务技术规范（试用）的推广应用，加强内涵建设，促进社区卫生服务事业的健康、可持续发展。

卫生部妇幼保健与社区卫生司

2008年1月4日

前　言

社区卫生服务是城市卫生工作的重要组成部分，是实现人人享有基本医疗卫生服务的基础环节。我国的社区卫生服务经过了十年的发展，随着相关政策的逐步落实，社区卫生服务网络逐步健全。截至2007年4月，全国已设置2万多家社区卫生服务机构，在落实公共卫生任务和开展常见病、多发病的防治方面发挥着越来越重要的作用。

受卫生部妇幼保健与社区卫生司委托，中国社区卫生协会组织有关方面专家，在总结国内外成功经验和研究成果的基础上，按照连续性、综合性、可及性、主动性等全科医学理念，开展了社区卫生服务技术规范的研究制订工作，希望通过3～5年的努力，健全社区卫生服务技术体系。目前已经开展了一系列社区卫生服务技术规范的研制工作，包括《社区卫生诊断技术手册》、《社区居民健康档案》、《社区0～36个月儿童健康管理》、《社区孕产妇健康管理》、《社区中老年人健康管理》、《社区高血压病例管理》、《社区2型糖尿病病例管理》、《社区结核病病例管理》等。每项技术规范均经过相关专家、卫生行政部门人员、社区卫生服务机构管理人员和全科医生、社区护士等多次论证，并在一些地方进行了试用，在此基础上作了进一步的修改和完善。

社区卫生服务技术规范（试用）具有以下特点：

1. 强调在医疗卫生服务过程中，全科医生和专科医生的任务各有侧重，职责不同。全科医生负责在社区进行疾病筛查、重点人群和患者的健康管理；专科医生负责疾病诊断、治疗方案制订以及疑难杂症和危急重症的诊治。全科医生和专科医生之间形成双向转诊的合作关系。

2. 对社区居民，强调预防为主，防止疾病危险因素的发生。对已有危险因素的居民，通过进行健康教育和行为干预，督促其改变不良生活行为。做好疾病筛查工作，及时转诊确诊，做到疾病的早发现、早诊断、早治疗。

3. 对社区现患病人，强调防治结合，提高疾病管理效力，降低管理成本。通过对患者在社区的一对一连续综合的个案管理，建立有效的随访制度，密切医患关系，提高治疗依从性，进而增强健康干预效果，提高疾病控制率，切实改善患者健康状况，同时也有利于控制医疗费用。

4. 强调科学性、有效性和可行性并重。

希望社区卫生服务技术规范的推广使用，有助于加快提高社区卫生服务人员的基本技术能力和服务能力，规范卫生技术人员的服务行为，提高社区卫生服务质量，切实让居民享受到安全、有效、便捷、经济的公共卫生服务和基本医疗服务。

本次研究制订社区卫生服务技术规范，为我国社区卫生发展中的首次尝试。受水平所限，书中难免有不足甚至错误之处，恳请各位同仁提出宝贵意见，以便我们再版时改正，并在研制其他技术规范时借鉴。

《社区卫生服务技术规范丛书（试用）》编委会

2008 年 1 月 4 日

社区卫生服务技术规范丛书（试用）编委会

目　录

流程图 1　孕产妇系统保健全程示意图

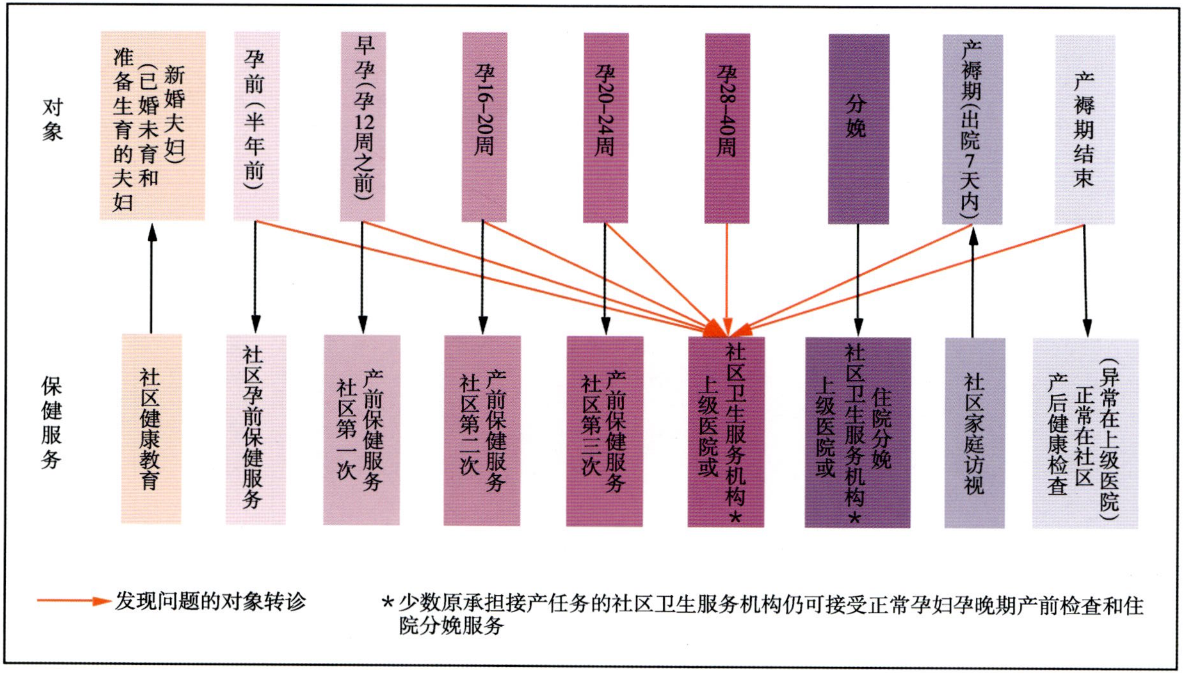

流程图 2　健康教育（社区启动孕产妇健康管理的第一步）

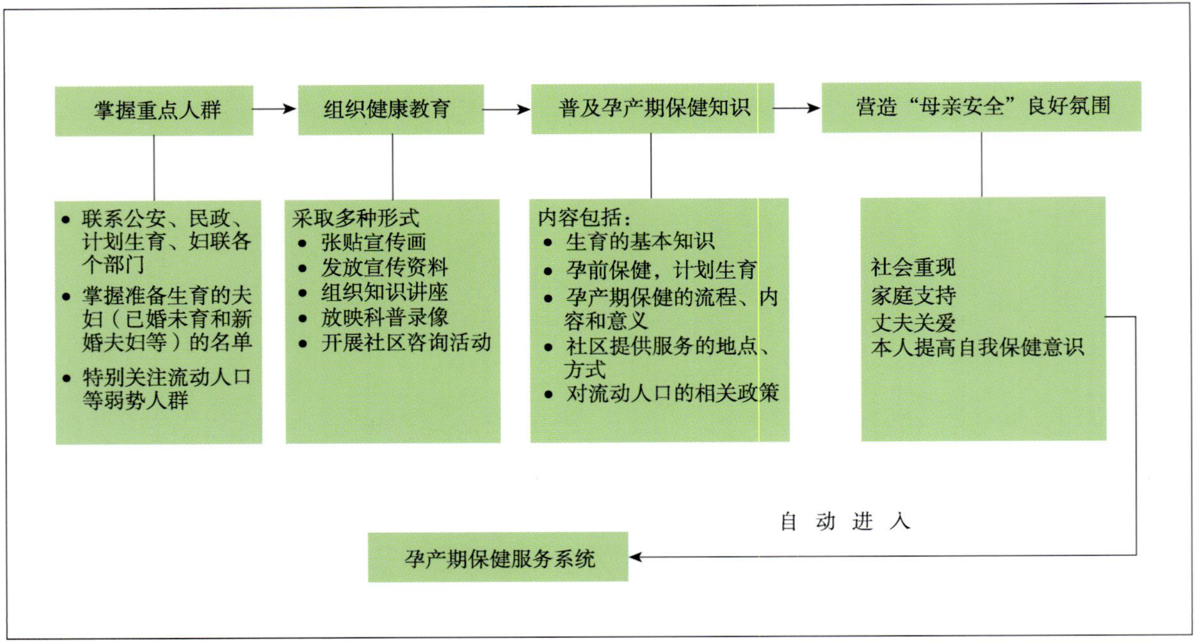

流程图 3 孕前保健服务（计划怀孕前半年）

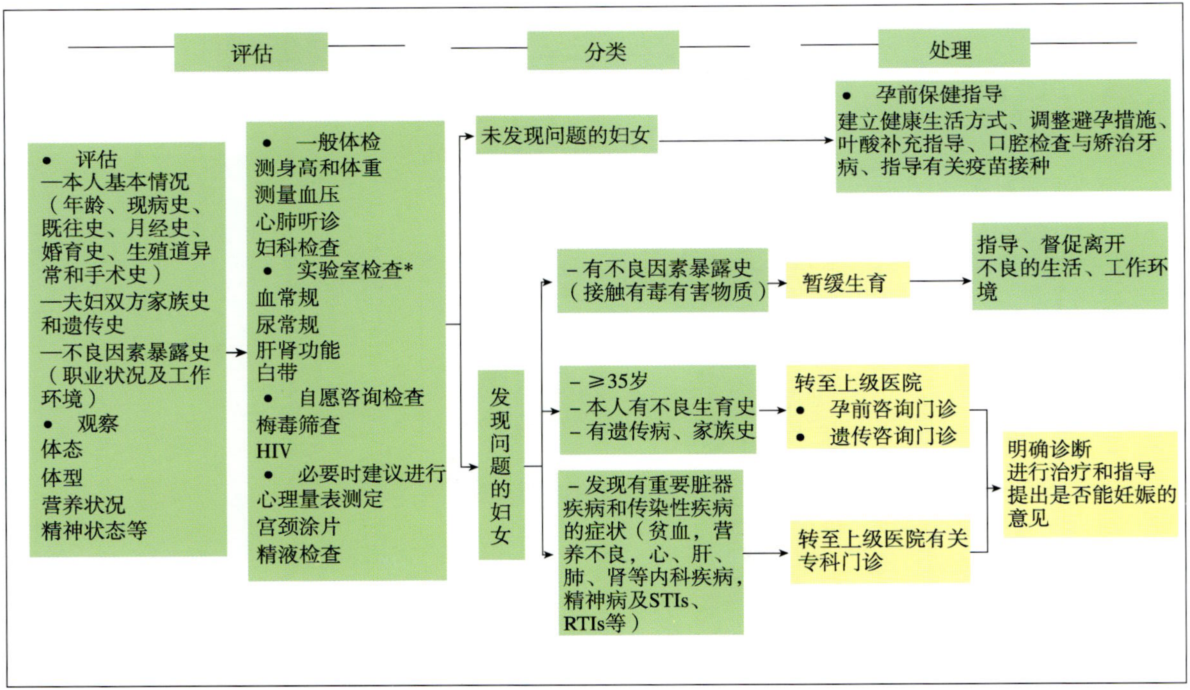

流程图 4　第一次产前保健服务(孕 12 周前)

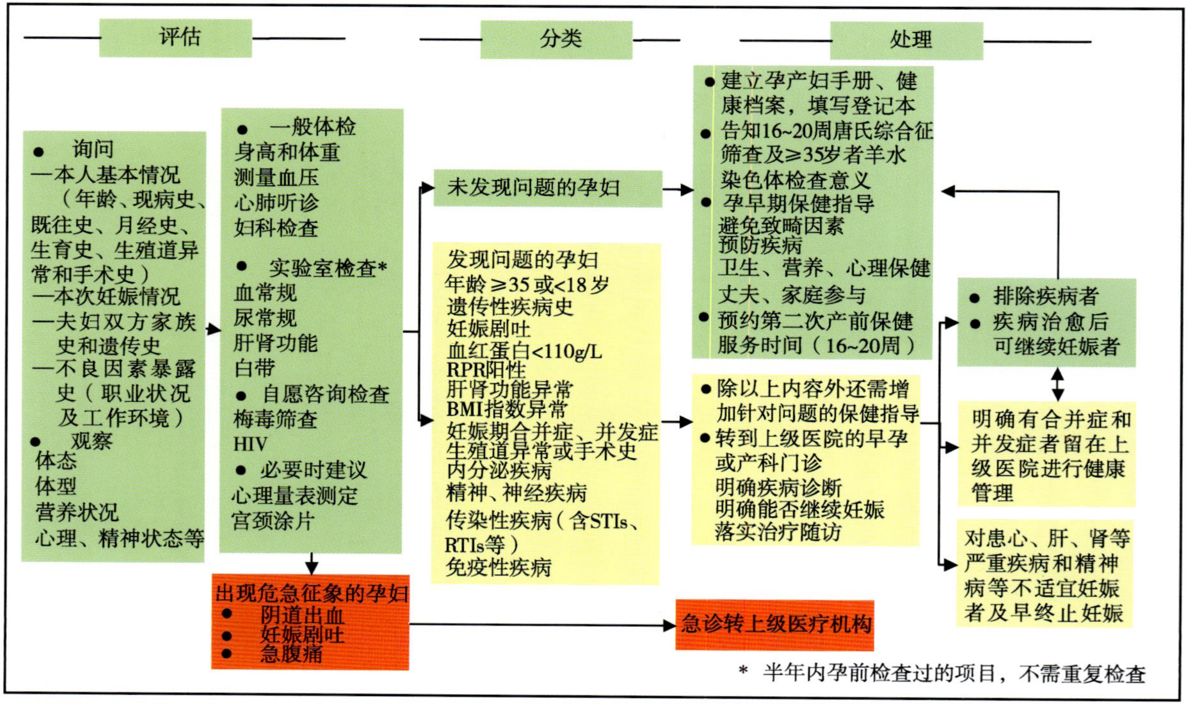

流程图 5　第二、三次产前保健服务

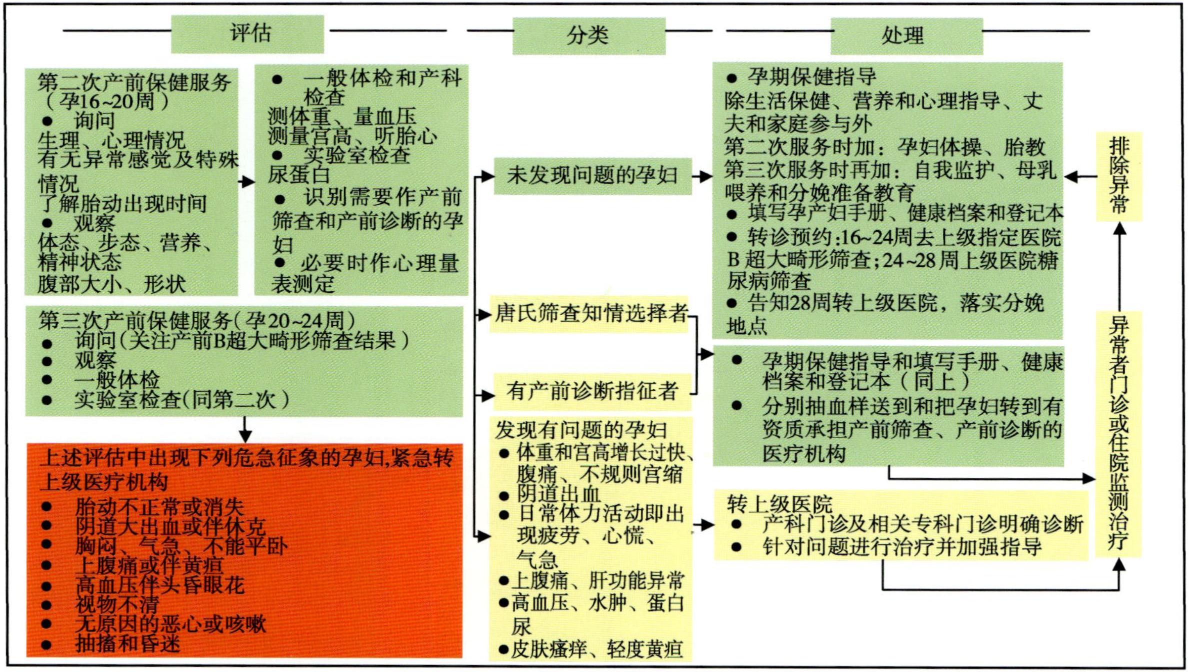

流程图 6　第一次产褥保健服务(社区产后家庭访视)

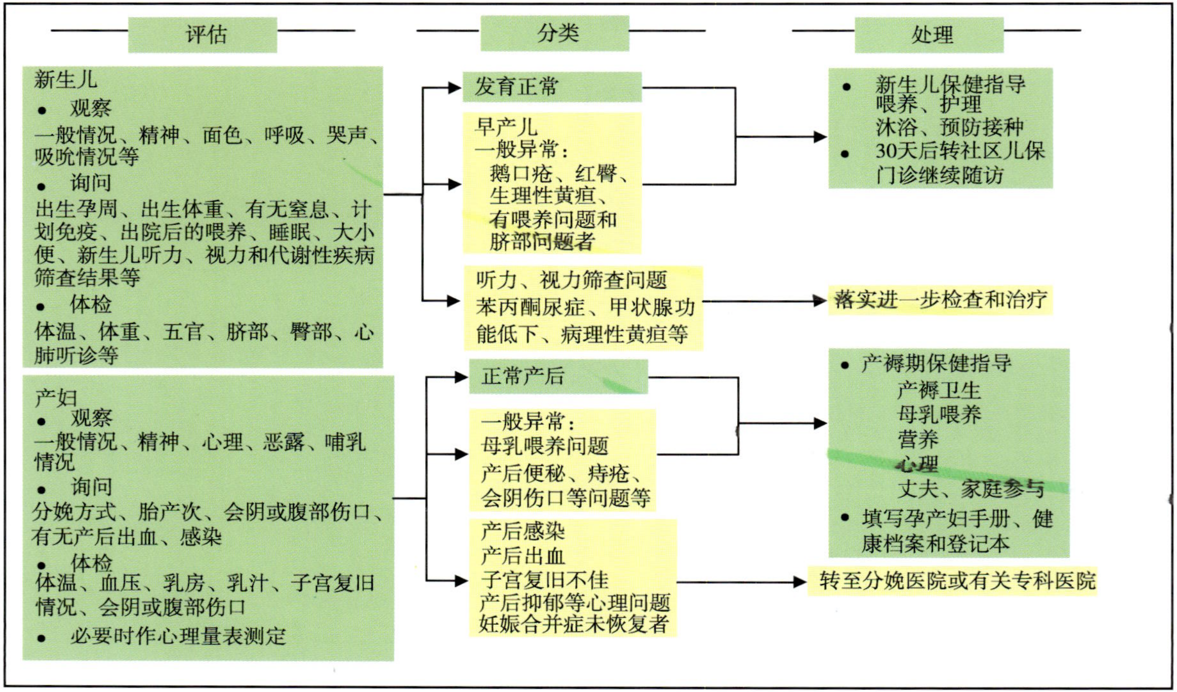

流程图 7　第二次产褥保健服务(产后健康检查)

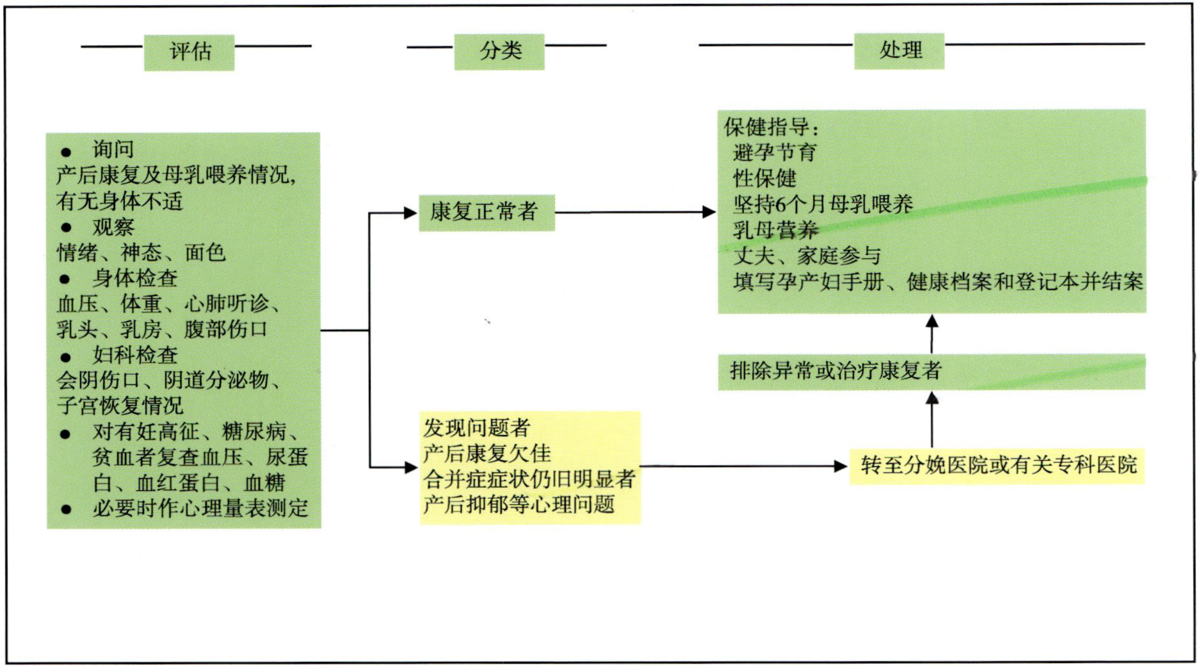

第一部分

社区孕产妇健康管理方法

妇女是人类的母亲，承担着孕育下一代的神圣使命。妊娠和分娩虽然都是生理过程，但是由于它的特殊情况，很容易受诸多因素的影响，具有一定的脆弱性，因此需要特别加以呵护和关爱，才能维护母亲和胎儿两方面的健康，使妊娠得以正常进行，分娩能顺利、平安，产褥期正常康复，婴儿健康成长。

社区是为孕产妇提供基本医疗保健服务的重要场所，为使社区卫生服务机构能规范地对孕产妇执行其孕、产各期的保健服务，特制此工作流程图。

流程图共有七张，流程图 1 为《孕产妇系统保健全程示意图》，概括说明妇女在孕前和孕产期可以接受的各级医疗机构提供的卫生服务。

其他六张则详细说明社区卫生服务机构提供的各项卫生服务的工作流程。流程图 2 为《健康教育》，流程图 3 为《孕前保健服务》，流程图 4 为《第一次产前保健服务》，流程图 5 为《第二、三次产前保健服务》，流程图 6 为《第一次产褥保健服务》，流程图 7 为《第二次产褥保健服务》。

说明：在不同的流程图中以不同的颜色表示对服务对象的处理方式。绿色为所有适用对象均应完成的内容；黄色表示孕产妇应在社区卫生服务机构中接受处理，但需社区医生对其给予额外关注；红色表示孕产妇病情较危急，须引起高度注意，应立即转诊。

第一章　流程图1
《孕产妇系统保健全程示意图》及说明

全图分为两行，上面一行，显示孕产妇从准备怀孕时开始到产褥期结束的全过程；下面一行，显示社区卫生服务机构或上级医院提供的服务，颜色变化代表不同阶段，上下对应，提示各个阶段需要接受服务的场所和内容。对于每位妇女而言，最好都能接受从孕前准备开始的孕产期全程保健服务。红色箭头表示各阶段发现异常问题者都须随时转至上级医院。少数原承担接产服务的社区卫生服务机构仍可以为正常孕妇提供孕晚期产前检查和住院分娩服务。

第二章　流程图 2《健康教育》及说明

广泛开展健康教育，是社区对孕产妇进行健康管理的第一步。首先需要联系公安、民政、计划生育、妇联各个部门掌握准备生育的夫妇（已婚未育和新婚夫妇等）的名单，特别要关注流动人口。在掌握重点人群的基础上，在社区内采用多种形式如张贴宣传画，发放宣传资料，组织专题讲座，放映科普录像，举办大型咨询活动等开展健康教育活动，普及孕产期保健知识（内容包括：生育的基本知识，做好孕前保健、做到有准备有计划的生育，孕产期保健的流程、内容和意义，社区提供服务的地点、方式和对流动人口管理的相关政策），营造“母亲安全”的良好氛围，达到社会重视，家庭支持，丈夫关爱，本人提高自我保健意识的目的，从而主动进入孕产妇系统保健的目的。

第三章　流程图3《孕前保健服务》及说明

时间：有生育意愿的夫妇至少需在孕前6个月接受孕前保健服务。

目的：孕前保健指导的目的是使母亲能做到有计划、有准备的怀孕，预防和减少影响妇女健康和妊娠的不利因素，同时减少出生缺陷和先天残疾的发生。

服务内容与方式：在社区门诊通过询问、观察、一般体检和实验室检查，对她们的健康情况进行评估分类。对未发现问题的妇女，进行孕前一般心理和生理保健指导；对有不良因素暴露史的（接触有毒有害物质）需要暂缓生育，督促其离开不良的生活、工作环境；对有不良生育史、有遗传病家族史、年龄≥35岁和有重要脏器疾病和传染性疾病包括RTIs* 及STIs** 的重点问题人群，需转至上级医院的孕前保健门诊、遗传咨询门诊或有关专科门诊，明确诊断、进行治疗和指导，提出是否能妊娠的意见。

---

* RTIs即reproductive tract infections生殖道感染

** STIs即sex transmitted infections性传播性疾病

第四章　流程图 4

《第一次产前保健服务》及说明

时间：孕妇需在孕 12 周前到居住地所在的社区卫生服务中心接受第一次产前保健服务。

目的：登记建册，将孕妇及早纳入社区的健康管理；进行孕早期保健指导，避免致畸因素和疾病对胚胎的不良影响；对不适宜妊娠者可及早终止妊娠。

服务内容与方式：社区卫生服务机构通过询问、观察、一般体检和实验室检查填写初筛分类表，进行评估分类。询问本人基本情况（年龄、身高、体重、现病史、既往史、月经史、生育史、妇产科病史）、夫妇双方家族史和遗传史、不良因素暴露史（职业状况及工作环境）；了解本次妊娠情况（是否有妊娠剧吐、阴道出血，现患或曾患高血压，心、肝、肾病，糖尿病等疾病和精神病等）；进行心肺听诊、妇科检查和实验室检查（血红蛋白、尿常规、肝肾功能、白带），半年内孕前检查过的实验室结果不需重复检查；对梅毒和 HIV 进行自愿咨询检查；必要时可建议进行心理量表测定、宫颈涂片检查；进行唐氏综合征筛查意义的告知及对≥35岁者进行羊水染色体检查必要性的宣传。将所有询问信息及检查结果正确、完整地记录在《孕产妇保健手册》、《孕产妇健康档案》（附件一）、《社区孕产妇保健服务登记本》上。

对未发现问题的孕妇，进行孕早期保健指导，包括避免接触致畸因素和预防疾病，以及卫生、心理和营养保健指导，并鼓励丈夫与家庭参与孕产期保健，同时预约孕妇在孕16～20周到社区接受第二次产前保健服务。

对发现有问题的孕妇，即附件一表3“初筛分类表”中有斜体字标记的项目为阳性者，需转到二、三级医院早孕或产科门诊做进一步诊查，转出后仍需落实随访。

有问题的孕妇在二、三级医院诊治后，明确有并发症、合并症者留在上级医院进行健康管理；对患心、肝、肾和精神病等不适宜妊娠者做终止妊娠处理；排除疾病或者认为可以继续妊娠者，转回社区卫生服务机构继续健康管理。

对在孕早期出现阴道流血或急腹痛或妊娠剧吐的孕妇须急诊转至上级医院。

第五章　流程图 5

《第二、三次产前保健服务》及说明

时间：孕妇在孕 16～20 周、20～24 周去社区卫生服务机构接受孕中期的两次产前保健服务。

目的：进行孕产期保健指导，提高孕妇的自我保健能力；随访孕妇的健康情况和胎儿的生长发育情况，及时发现问题进行处理。

服务内容与方式：通过询问、观察、产科检查、实验室检查对孕妇健康状况进行评估分类，筛查需要作产前诊断的孕妇。

通过评估分类，对未发现问题的孕妇，除了进行孕期保健的一般生活保健、心理和营养指导外，第二次产前保健服务时重点指导孕妇体操和胎教，落实唐氏筛查知情选择，预约到指定上级医院进行 16～24 周 B 超大畸形筛查并关注结果；第三次产前保健服务时重点是进行自我监护方法指导、母乳喂养和分娩准备教育，并要强调丈夫、家庭参与的重要性及具体做法。此外，预约到上级医院进行24～28周糖尿病筛查，并告知28周转上级医院，继续产前检查和住院分娩。

按照《中华人民共和国母婴保健法实施办法》规定，对需要做产前筛查与产前诊断的孕妇，都需转诊到有资质的医疗机构。社区在对所有孕妇进行唐氏筛查告知基础上，对知情选择者抽血样后集中送至有资质的定点医院进行检查（没有条件普遍进行的，则对35岁以上的孕妇必须进行），并关注需要作产前诊断的孕妇转诊落实情况及检查结果。

孕妇体重和宫高增长过快、高血压、水肿、蛋白尿或皮肤瘙痒、轻度黄疸者或出现问题的孕妇，如出现腹痛、不规则宫缩、阴道出血、日常体力活动即出现疲劳、心慌、气急、上腹痛、肝功能异常等情况都要转二、三级医院产科门诊明确诊断，加强指导，确诊为异常者继续在二、三级医院产科门诊或住院监测治疗，排除并发症和合并症者转回社区卫生服务机构健康管理。

对出现危急征象的孕妇，如胎动不正常或消失、阴道大出血或伴休克、胸闷、气急、不能平卧、上腹痛或伴黄疸、高血压伴头昏眼花、视物不清、无原因的恶心、夜间不能平卧、无原因的咳嗽甚至抽搐和昏迷者需要立即急诊转上级医疗机构。

社区卫生服务机构对转出的有问题的人群需要随访了解落实诊治情况。

以上所有信息都需记录或登记在《孕产妇保健手册》、《孕产妇健康档案》、《社区孕产妇保健服务登记本》上。

第六章　流程图 6
《第一次产褥保健服务》及说明

时间：社区卫生服务机构在接到分娩医院发出的“孕产期保健服务记录”，得知产妇和新生儿出院后，要在出院后 7 天内到产妇家访视，进行产褥期的保健服务。

目的：做好产褥期保健、母乳喂养和新生儿护理指导，促使产妇顺利康复及新生儿健康成长。

服务内容与方式：通过观察、询问和检查了解新生儿和产妇的基本情况。

对生长发育正常的新生儿或有一般异常问题（鹅口疮、红臀、生理性黄疸、有喂养问题和脐部问题）者，进行新生儿保健指导（喂养、护理、沐浴、预防接种）并对相关问题进行处理，30 天后转社区卫生服务机构儿保门诊继续随访；对早产儿和有先天性疾病如听力、视力筛查问题、苯丙酮尿症、甲状腺功能低下以及有病理性黄疸症状者都应转至上级医院儿科进行进一步的诊断和治疗。

对康复正常的产妇和一般异常（如有母乳喂养问题的、产后便秘、痔疮以及会阴伤口问题等）的产妇要进行产褥期保健指导（包括产褥卫生、母乳喂养、营养、心理、丈夫或家庭参与）并对相关问题进行处理；发现有产后感染、产后出血、子宫复旧不佳、妊娠合并症未恢复者、产后抑郁等心理问题的孕妇，需转至上级医院治疗。

以上家庭访视信息都需记录或登记在《孕产妇保健手册》、《孕产妇健康档案》、《社区孕产妇保健服务登记本》上。

第七章　流程图 7
《第二次产褥保健服务》及说明

时间：产后 42 天，产褥期结束。

地点：正常产妇在社区卫生服务机构门诊，异常产妇到原分娩医院。

服务内容与方式：通过观察、询问，一般体检和妇科检查，必要时做实验室检查对产妇恢复情况进行评估，对有妊高征、糖尿病、贫血者复查血压、尿蛋白、血红蛋白、血糖。对康复正常者进行节制生育、性保健、坚持 6 个月母乳喂养等指导后结案；对产后抑郁等心理问题、产后康复欠佳或合并症症状仍明显者转至有关医院相关科室继续诊治。

第二部分

社区孕产妇健康管理适宜技术

第一章　健康教育

健康教育是社区卫生服务机构的六大功能之一，通过有组织、有计划的健康教育活动，促使人们自觉采纳有益于健康的行为和生活方式，消除或减轻影响健康的危险因素，能够预防疾病、促进健康和提高生活质量。

在社区开展健康教育，普及孕前保健知识，是做好孕产期服务的基础。广泛开展健康教育，是社区对孕产妇进行健康管理的第一步。

第一节　健康教育的对象

社区卫生服务机构要主动与社区内公安、民政、计划生育、妇联各个部门联系，掌握辖区内重点人群即新婚夫妇和准备生育夫妇的名单和基本情况，同时也要了解外来人口的孕育情况。

为了落实外来孕产妇的健康管理，仅依靠社区卫生部门的力量是无法做到的，需要呼吁政府牵头，组织卫生、计生、公安、民政、妇联等多部门分工负责，紧密配合，协同努力，齐抓共管，如公安部门应进一步加强外来暂住人口管理，及时向卫生部门提供外来孕产妇的基本情况；计生部门应实施“孕前计划生育管理”，向卫生部门及时提供育龄妇女孕情；卫生部门要对已经掌握的外来孕产妇，做好健康教育，使其接受孕期保健和住院分娩等服务。尤其要加强和计生委的沟通，把孕妇“拉到”医院里来，而不是“推出去”。要求社区建立落实外来孕产妇保健管理分工责任制及考核指标体系，协调各部门关系，调动各方积极性，加强综合调控。

在社区内不仅要对重点人群和弱势人群（流动人口）进行健康教育，还要在全社会营造“母亲安全”良好氛围，做到社会重视，家庭支持，丈夫关爱，妇女本人提高自我保健意识，从而主动进入孕产妇保健系统。

第二节　健康教育的内容

健康教育的内容包括：生育的基本知识，做好孕前保健，做到有计划的生育，孕产期保健的流程、内容和意义，社区提供服务的地点、方式和对流动人口的相关政策。

一、宣传生育的基本知识，做到向生命负责

性是生命之源。有了两性的结合，才能孕育出新的生命。新生命是由精子和卵子结合成受精卵，受精卵发育经过胚胎成长为胎儿的。

结婚后，如果不采取避孕措施，受孕率是很高的。因此结婚后，夫妇最好暂时避孕，在共同生活一段时间，性生活协调，情绪稳定，精力充沛，并在思想上充分做好担负做父母责任的准备，物质上（包括居住条件及经济能力）亦为抚育下一代创造一定条件的前提下，有计划地安排受孕和生育，为新生命的诞生创造最好的起点，是非常重要的。如果没有准备，糊里糊涂怀了孕，事后懊悔，或以人工流产来终止妊娠，或是怨声载道地对待妊娠，或是一味依赖父母来抚育，都是对新生命不负责任的表现。

二、做好孕前保健，做到有准备、有计划地怀孕

将预防出生缺陷的科普知识送到千家万户，唤起全社会的关注，引导群众树立“生健康孩子 从孕前保健做起”的观念。

遗传和环境是影响优生的两大因素。计划受孕前要排除遗传和环境方面的不利因素。

三、孕产期保健的流程、内容和意义

介绍流程图1，告诉育龄妇女从准备怀孕时开始到产褥期结束的各个阶段都必须到相应的社区卫生服务机构或医院接受孕产期保健服务，为维护母亲健康和为未来的新生命创造优良的小环境，必须及早登记建册，定期产前检查，接受保健指导，做到住院分娩，重视产褥期保健。

母体是孕育新生命的小环境，其健康状况和生活方式将会对新生命产生直接的影响。尤其在孕早期要重视预防各种有害因素对胚胎的不良影响；定期产前检查，做好产前保健可以提高孕妇自我保健能力，保护母婴健康；住院分娩是保证母婴安全的必要措施；重视产褥期保健，做好母乳喂养将有利于母亲顺利康复，新生儿健康成长。

四、社区提供服务的地点、方式

（社区医生根据各地区的实际情况介绍）

五、对流动人口的相关政策

（社区医生根据各地区的实际情况介绍）

第三节　健康教育的形式

可采取散发宣传品、张贴宣传画、放映科普录像、举办知识讲座或在门诊进行宣传、开展咨询等，吸引有关妇女能主动进入孕产妇保健服务系统。

特别强调，为了做好外来人口孕产妇保健工作，可以设计针对外来育龄妇女的通俗易懂的健康教育资料，并在外来人口密集区域广泛发放，随处可得。还可设计针对外来孕产妇的简易“服务咨询卡”，凭该卡可到相关的医疗保健机构免费咨询指导（目的是吸引“隐藏”着的外来孕产妇“浮出水面”），并建立“建册”信息，以落实早孕保健，达到保健关口前移的目的。对在流动人口中发现的孕妇，要及时督促她们尽早到社区卫生服务机构或医院接受相应的服务以及落实分娩地点。

第二章　孕前保健的适宜技术

孕前保健服务是为准备怀孕的夫妇在怀孕前至少6个月提供教育、咨询、信息和技术服务，进行必要的检查、治疗和干预，使妇女在最佳的身体、心理和环境状态下有计划、有准备地受孕。

近年来对围产保健的关注已提前到围受孕期（受孕前、受孕时和受孕后），孕前保健也应运而生。1989年美国公共卫生服务专家组认为，孕前保健可能是对妊娠影响最重要的产科预防环节，是产科的预防医学。美国目前已有60％的初级保健系统能提供孕前保健咨询。

孕前保健内容包括孕前一般检查和健康评估、分类和处理、保健指导三个方面。

第一节　孕前保健门诊的适宜技术

孕前一般检查和健康评估的目的是在孕前了解夫妇双方的健康情况是否适合怀孕。因为父母的健康状况直接影响子代的健康，同时妊娠增加的负担亦会影响母体的健康。

在社区门诊通过询问、观察、一般体检和实验室检查，对他们的健康情况进行评估分类。

一、询问

包括本人基本情况（年龄、现病史、既往史、月经史、婚育史、生殖道异常和手术史）；夫妇双方家族史和遗传史；不良因素暴露史（职业状况及工作环境）；个人生活习惯等重要信息。

二、观察

观察妇女的体态、体型、营养状况、精神状态等。

三、一般体检

包括身高和体重、测量血压、心肺听诊、妇科检查。

（一）测量身高、体重并计算体重指数（Body Mass Index，BMI）

测量身高须脱鞋，测量体重时，尽可能的在妇女不受凉的原则下，脱掉其外面的棉衣或绒衫，穿单衣过磅，以保证准确。

体重指数（BMI）＝体重（kg）/身高（m）^{2}。举例：某人身高 1.67m，体重 60kg，其 BMI＝60/1.67^2，

即体重指数为60除以2.7889等于21.5（BMI＝21.5）。根据《中国成人超重和肥胖症预防控制指南（试行）》对我国成人BMI的划分：

体重过低	BMI＜18.5
正常体重	BMI＝18.5～23.9
超重	BMI＝24.0～27.9
肥胖	BMI≥28

（二）测量血压

测量血压时，应该采取坐位，双足平放在地面上，右臂放在桌面上，支撑应舒适，手掌向上。测量时应排除焦虑、紧张、过冷、过热、疲劳、疼痛等影响血压的因素，测量时血压如有升高，需休息半小时或一小时后复测。

（三）心肺听诊

心肺听诊注意有无杂音和啰音。

（四）妇科检查基本技能

妇科检查需要注意场所的隐蔽、清洁、安全，并注意保暖。检查前先与受检者沟通说明，消除其紧张恐惧心理。

检查前先请受检者排空膀胱，取膀胱截石位，尽可能使阴部与医生肘关节同高，检查台右方（即医生左方）设一具站灯，用于阴道检查照明；另外在检查台左方（即医生右方）设一小方形器具台，台上铺无菌布，内置无菌器械及药品。

妇科检查时的注意点：

外阴部：注意大小阴唇、阴蒂的发育情况，阴毛多少及分布，有无水肿、静脉曲张、溃疡及肿瘤等。

肛门附近：有无痔疮、肛瘘、湿疹等。

阴道：分泌物是否正常，阴道有无畸形、炎症、肿物、疤痕。

宫颈：位置、形态、大小、硬度、移动度，外口形状、大小、裂痕、分泌物，糜烂情况。

子宫：增大情况，大于、等于、小于孕周；形态是否正常，如单、双角子宫，活动度、硬度、压痛，肿瘤。

附件：大小、压痛、有无肿块以及肿块的形状和与子宫的关系。

四、实验室检查

白带、血、尿常规，肝肾功能是基本的实验室检查项目，梅毒筛查和 HIV 自愿咨询检查。

取白带送常规检查的方法：

受检者取膀胱截石位，生理盐水润滑窥阴器后，以窥阴器暴露宫颈，用棉签取阴道上 1/3 或穹隆处分泌物，放入已置 1～2ml 生理盐水的玻璃瓶（如青霉素玻璃瓶）或试管中送检，或直接与一滴生理盐水在玻片上和匀立即在显微镜下检查。查清洁度、滴虫、真菌，有条件的还可查阴道细菌及淋菌。

注意检查前不做阴道灌洗或局部用药，24～48 小时前避免性生活。

取材后应及时送检，否则影响结果判断。

五、建议检查

必要时可进行心理量表测定、宫颈涂片检查；对其丈夫进行精液检查。

第二节 评估分类的依据

通过询问、观察、检查和实验室检查可了解夫妇双方是否患有影响生育和后代健康的主要问题。包括：

一、年龄≥35 岁

35 岁及以上妇女，卵巢功能开始衰退，卵子容易畸变，许多资料都表明，所生子女中染色体异常发生率明显增高。

二、有不良因素暴露史（接触有毒有害物质）

男女双方曾从事，或目前正从事可造成生殖损伤的职业、有害因素的作业，如接触铅、汞、苯、放射线、核素等，都会影响精子或卵子的质量以及受精卵或胚胎的发育。

三、本人有不良生育史

有不孕史、习惯性流产、死胎、死产等不良生育史等情况或有畸形儿或智力低下儿生育史都需进一步查找原因。

四、双方有遗传病或家族史

凡是夫妇双方之一有遗传病家族史，子女患病的风险增加。

五、其他

有重要脏器疾病、传染性疾病、性传播性疾病、生殖系统疾病、免疫系统疾病及精神病等。

妇女如果患有心脏病、肝炎、肺结核、甲亢、肾脏病或慢性高血压等疾病时，都可能对妊娠过程及胎儿发育有不良影响，在治疗母体疾病时的用药也会影响胚胎及胎儿。另一方面妊娠亦可能会加重上述疾病。

传染性疾病、性传播性疾病在未治愈期间怀孕，对母婴健康都有不良影响。

如患有子宫肌瘤、卵巢囊肿或慢性阑尾炎等妇科、外科疾病时也对妊娠和分娩有影响。

第三节　分类处理

一、对未发现问题的孕妇

主要进行孕前一般心理和生理保健指导。包括以下内容：

（一）建立健康的生活方式

重视合理营养，培养良好的饮食习惯：有偏食习惯的要进行纠正，因为偏食易致营养缺乏而使不良妊娠的发生率增加；有肥胖倾向者要控制体重，因为肥胖者妊娠时并发糖尿病、高血压等危险性增加。近年的研究证明，孕前及孕初服用叶酸，可降低胎儿神经管畸形的发生率；因此，孕前 3 个月起至孕后 3 个月应当加服叶酸片，0.4mg/次，每日 3 次；并多食含叶酸的食物如肝、肾、蛋等动物性食品和菠菜、芹菜、莴苣、橘子等蔬菜水果。

戒烟戒酒：因为主动吸烟和被动吸烟都会影响胎儿的生长发育。乙醇（酒精）可通过胎盘入胎儿体内，使胎儿发生乙醇综合征，引起染色体畸变，导致畸形和智力低下等。

避免接触生活和职业环境中的不安全因素和有毒有害物质如放射线、高温、铅、汞、苯、农药等。停止不必要的药物，避免使用可能影响胎儿正常发育的药物。

远离宠物：预防弓形虫病。猫、狗可能传染弓形虫病，而孕妇弓形虫感染会引起流产和胎儿宫内发育迟缓。因此，家有宠物者，在计划受孕时，应将宠物寄养出去，避免接触。

（二）调整避孕方式

决定计划受孕后，要调整避孕方法。采用口服避孕药避孕者，应停药；如放置宫内节育器避孕者，应取出节育器。一般都要在停药和取器后 6 个月再受孕，以彻底消除药物的影响和调整子宫内环境。在此 6 个月内需采用其他避孕方法，如屏障避孕法（男用或女用避孕套）及自然避孕法。

（三）孕前进行一次口腔检查

矫治牙齿疾病；重视口腔卫生，坚持早晚刷牙，饭后漱口，保持口腔清洁。

（四）指导风疹、乙肝、流感等疫苗的接种工作

（五）生殖的生理知识宣教

指导推算排卵日期，掌握适宜受孕时机，选择适宜

的受孕年龄和季节。

为了母亲安全和子代健康，根据医学实践和大量资料的分析，认为24～29岁为妇女的最佳生育年龄。24岁以后女性身体的发育完全成熟，体内心、肺、肾、肝脏等经得起妊娠的“超重负荷”，内分泌系统和神经系统亦能更好地经受妊娠的考验。此阶段生殖系统发育成熟，卵细胞的质量最高。骨盆韧带和肌肉弹性较好，为顺利分娩创造良好条件。另外，24岁以上的女性，一般都已完成学业，参加工作，生活经验较丰富，并已有一定经济基础，有利于对婴儿的哺育。

要避免18岁以前及35岁以后的过早或过晚生育。过早生育，母体发育不成熟，容易发生早产、难产。过早生孩子，抚育孩子的能力差，小孩容易夭折。妇女在35岁以后，除了所生子女中唐氏综合征患儿明显增高以外，由于骨盆和韧带的松弛性差，盆底和会阴的弹性变小，分娩时容易发生难产。

二、发现有问题的妇女

（一）有不良因素暴露史（接触有毒有害物质）

应当暂缓生育，督促调离不良的生活、工作环境。

（二）年龄≥35岁、本人有不孕史及不良生育史、双方有遗传病或家族史转至上级医院的相关专科门诊（不孕不育、遗传咨询和产前诊断）进行咨询和检查。

（三）有重要脏器疾病（心、肝、肺、肾）等内科疾病以及精神病

转至上级医院有关专科门诊明确诊断、进行治疗和指导，提出是否能妊娠的意见。

（四）急慢性传染病、生殖系统感染性疾病和性传播疾病

也需转至上级医院有关专科门诊明确诊断，进行治疗和指导，并告知在控制或治疗疾病后再生育。

第四节　孕前营养指导

一、营养评估

根据体重指数（BMI）评估营养状况有无肥胖、超重或消瘦等问题；根据饮食习惯、膳食分析了解饮食习惯是否合理科学等。

二、营养指导

（一）要平衡膳食，粗细荤素搭配

按照“中国居民平衡膳食宝塔”的要求安排每日膳食。即：

1. 谷类 300～500g；

2. 蔬菜类 400～500g，水果类 100～200g；

3. 畜禽肉类 50～100g，鱼虾类 50g，蛋类25～50g；

4. 奶油及奶制品 100g，豆类及豆制品 50g；

5. 油脂类 25g。

（二）养成良好的行为习惯

1. 早餐吃得好，中餐吃得饱，晚餐吃得少。

2. 要改变不吃早餐、偏食和盲目节食的不良习惯。

3. 少吃快餐。

（三）对肥胖、高血脂、高胆固醇、高血糖等妇女需转至上级医院营养门诊接受营养指导。

第五节　孕前心理保健

想当母亲是绝大多数女性所渴望的正常心理需求，然而孕育小生命是一个漫长而又艰辛的过程。从准备怀孕起，女性必须懂得，从怀孕的那天起就意味着责任的随之而来。准妈妈所要从事的是一项伟大的创造人类的工程，这是一件神圣和愉悦的事情，未来孩子的养育和成长从现在开始就由自己承担了。虽然身体将发生很大的变化，精神上和体力上也会有很大的消耗，会出现许多麻烦、不适和烦恼，但是心中若充满了幸福、信心和自豪，就会以积极的态度去战胜困难，排除烦恼。有了这样的精神状态，就会很快地适应身体的变化，不遗余力地奉献出自己的精力、创造力和责任感，为孕育胎儿准备优裕的物质基础和完美的生理、心理环境，让这个幼小的新生命在身体里健康成长，因此，孕前良好的心理准备对准妈妈来说至关重要。

孕前必须做好如下准备：

一、有计划地消费

怀孕、养育小宝宝不仅辛苦，而且需要一定的物质基础。因此在准备要孩子的那一刻，就要学会有计划地消费，为怀孕和宝宝的出生准备一定的积蓄。

二、树立生男生女都一样的新观念

对于这一点，不仅是准妈妈本人要有正确的认识，而且应成为家庭所有成员的共识，特别是老一辈人要从“重男轻女”的思想桎梏中解脱出来，给予子女更多的鼓励和关心，不为孩子的性别担心。如果能有生男生女都一样的思想准备，则可放松心情，不再有思想包袱，对优生有益。

三、愉快地接受孕期的各种变化

怀孕会使女人在体形、情绪、饮食、生活习惯、对丈夫的依赖性等诸多方面发生变化，所有这一切都是正常的必须经历的自然过程。所有想当妈妈的人都应以和平自然的心境来迎接怀孕和分娩的到来。

四、接受未来家庭心理空间的变化

小生命的诞生会使夫妻双方的二人生活格局变为三人生活格局，孩子不仅要占据父母的生活空间，而且要占据夫妻各自在对方心中的空间。这种心理空间的变化往往为年轻的夫妇所忽视，从而感到难以适应。

五、做好受累的准备

孩子的出生会给家庭增添许多家务，夫妇双方要共同分担。特别是在妻子怀孕时，丈夫更要主动承担家务，切忌大男子主义。

总之，从女孩到妻子，从结婚到怀孕，从分娩到做母亲，所有这一切都是女人不断成熟的过程，要用自己的智慧迎接这一切的到来，准备好做母亲的心！

第六节 丈夫参与和家庭社会支持

一、丈夫参与

孕育新生命是夫妇共同的事业。丈夫在这个过程中同样重任在肩，尽管不能亲自体验孕育的艰辛，但同样面临着生活的巨大变化。因此，丈夫要学会调节使身心达到最佳的状态，同时还要积极做到以下几点：

（一）健康检查

与妻子一起做体检，如夫妇任何一方患有生殖道感染，都应共同治愈后方可怀孕。不孕症者应耐心、积极地配合治疗。

（二）戒烟、戒酒

烟草、药物、X线、乙醇对妊娠会造成危害，夫妇双方在受孕前要避免接触有害物质，特别是准爸爸要主动避免烟酒危害。

（三）重视营养与休息

平衡膳食，合理营养，督促妻子补充叶酸，注意安排适当运动，保证充分的睡眠。

（四）建立和谐关系

关心、体贴妻子，注意协调家庭关系使夫妇双方身心达到最佳的状态。注意性生活的和谐，了解受孕相关知识，共同作好受孕准备。

二、家庭与社会支持

1. 家庭成员共同做好孕育新生命的精神准备、物质准备和知识准备。

2. 调整和建立健康的生活方式

如家中有宠物的应寄养出去，如有吸烟者应避免让准备怀孕的妇女被动吸烟。

3. 营造温馨和谐的家庭氛围，克服传统的性别偏见。

4. 社区相关人员提供良好的服务与支持。

第三章　第一次产前保健服务的适宜技术

从妊娠开始到12周末为孕早期，这是胎儿各器官发育形成的重要时期。

第一节　早孕诊断技术

一、根据停经史，推算预产期及孕周

通过询问末次月经（即最后一次月经的开始之日）准确日期，来计算预产期和孕周。

预产期的计算方法：自末次月经开始之日起，月份减去3或加上9，日期加上7；例如：末次月经是2006年7月1日，月份减3等于4，日期加7等于8，孕妇的预产期是2007年4月8日。

孕周的计算方法，首先计算月差和日差，再根据孕周推算表转化成孕周。

月差：从检查当日的月数中减去末次月经的月数即

可，如果检查当日的月数小于末次月经的月数，那么可在检查之日的月数上先加 12 再减去末次月经的月数。

日差：从检查当日的日数中减去末次月经的日数即可。

例如某孕妇的末次月经为 2006 年 7 月 1 日，检查日期为 2006 年 10 月 10 日，两者相差 3 个月零 9 天，再根据孕周推算表，得到孕妇目前的孕周为 14 周零 1 天。

孕周推算表如下：

$2^{3}-9$	$3^{29}-17$	$5^{24}-25$	$7^{19}-33$
$2^{10}-10$	$4^{6}-18$	$6^{1}-26$	$7^{26}-34$
$2^{17}-11$	$4^{13}-19$	$6^{8}-27$	$8^{2}-35$
$2^{24}-12$	$4^{20}-20$	$6^{15}-28$	$8^{9}-36$
$3^{1}-13$	$4^{27}-21$	$6^{22}-29$	$8^{16}-37$
$3^{8}-14$	$5^{3}-22$	$6^{29}-30$	$8^{23}-38$
$3^{15}-15$	$5^{10}-23$	$7^{5}-31$	$8^{30}-39$
$3^{22}-16$	$5^{17}-24$	$7^{12}-32$	$9^{7}-40$

说明：第一格的 $2^{3}-9$ 表示：2 个月零 3 天相当于 9 周，第二格的 $2^{10}-10$ 表示：2 个月零 10 天相当于 10 周，以此类推。

如果孕妇无法确定末次月经，则可通过妇科检查子宫大小，有条件的可通过 B 超检查胚胎的大小来确定孕周。

二、妇科检查

早孕征象为：宫颈呈紫蓝色而柔软，子宫随妊娠月份的增加而增大、变软，其前后径增加明显而呈球形。妊娠 6～7 周双合诊检查子宫峡部极软，感觉子宫颈似与宫体分离，称为黑格征，是妊娠早期特有的变化。至妊娠 8 周后表现为全子宫变软。

三、尿妊娠试验

妊娠后 7～9 天可用放射免疫法测定孕妇血 HCG（人绒毛膜促性腺激素）诊断早孕。临床上多用早早孕诊断试纸法检测孕妇尿液，若为阳性，在白色显示区上下呈现两条红色线，表明受检者尿中含 HCG，可诊断早期妊娠。阴性结果应在一周后复测。

四、B 超检查（有条件和必要时进行）

对于末次月经记不清或平时周期不准者可比较准确地确定胎龄，也可发现异位妊娠。

第二节　第一次产前保健服务

孕妇在 12 周前到社区卫生服务机构进行早孕登记建册时，医生通过仔细询问病史和认真细致的观察、检查，对早孕孕妇进行评估。

一、询问

（一）本人基本情况

1. 现病史、既往史：包括高血压，心、肝、肾、肺病，性病，糖尿病，精神及神经性疾病等。

2. 月经情况：初潮、周期、经量、末次月经等。

3. 妇产科病史

生育史：有无早产、难产、死胎、死产史及既往分娩情况；有无产后出血与感染史；有无出生缺陷和先天疾病儿史等。

生殖道手术史：有、无。

4. 本次妊娠情况：早孕反应情况、有无发热及服药史；有无阴道出血、心悸、下肢水肿等症状；现在是否患有高血压，心、肝、肾、肺病，糖尿病，传染病等。

（二）夫妇双方家族史和遗传史

（三）不良因素暴露史

生活和工作环境中，有无接触不安全因素和有毒有害物质，如放射线、高温、铅、汞、苯、农药等以及有无患病和服用药物。

二、观察

注意观察体型和步态、面色是否苍白、巩膜有无黄染等，关注孕妇的营养状况（好、中、差）、精神状态（饱满、萎靡）以及心理是否有焦虑和抑郁等。

三、一般体检

包括测量身高和体重、测量血压、心肺听诊，妇科检查。

妇科检查注意黑格征和子宫大小与孕周是否相符，有必要时做宫颈刮片检查。

宫颈刮片的取材方法：

巴氏涂片检查是早期发现宫颈癌的一种简单有效的办法。宫颈刮片检查前 24 小时内避免性交、阴道冲洗、上药或检查。受检者取截石位，生理盐水擦洗外阴，阴道窥器暴露宫颈阴道部，用棉球轻轻擦颈管分泌物。刮片取材应在宫颈外口鳞柱状上皮交接处，以宫颈外口为圆心，用木刮板（尖端朝宫颈口、斜面朝宫颈），旋转 360°；刮片时用力过重可损伤出血，用力过轻可能刮下的细胞过少；二者均影响阅片结果。将刮片刮取到的材料涂布于写有编号的玻片上，从玻片一端开始 45°涂抹，操作要轻巧，涂片要均匀，厚薄要适度。

玻片立即放在 95% 乙醇中固定 5 分钟以上，不可久留于空气中，以免细胞干燥、皱缩、变形，如标本混有血，应置于醋酸乙醇中固定。

四、实验室检查

1. 包括血常规、尿常规、肝肾功能和白带检查，半年内孕前检查时做过的实验室检查结果有效，不需重复检查。

2. 梅毒筛查和 HIV 检测是自愿咨询检查项目。

五、必要时做心理量表测定

对询问和观察中发现有心境不佳、有明显焦虑或抑郁症状者可用焦虑自评量表或抑郁自评量表进行测定（见附件六）。

第三节　评估分类的依据

通过以上观察和检查对早孕孕妇的健康进行评估和分类，分为未发现问题（正常）、发现问题和发现危急征象三类。分类的依据是通过发现孕妇在孕早期的常见疾病的表现特征和危急征象来确定。现将孕早期常见的产科并发症和合并症的表现特征和危急征象介绍如下作为分类时的参考。

一、妊娠剧吐

约半数妇女在妊娠 6 周前后可出现头晕、乏力、嗜睡、食欲不振、偏食、厌恶油腻、恶心、呕吐等，这些为早孕反应，多数在妊娠 12 周左右自行消失。如出现频繁恶心、呕吐，发生体液失衡、代谢障碍、酸中毒、电解质紊乱、肝肾功能衰竭等症状者称妊娠剧吐，如不及时处理会造成孕妇死亡，务必重视。

（一）表现特征

1. 恶心呕吐频繁，滴水不进，吃啥吐啥，呕吐物中带黄绿色胆汁，或咖啡色出血物。
2. 尿量明显减少。
3. 消瘦明显，体重下降。
4. 尿常规中尿酮体阳性。

（二）危急征象

1. 面色苍白，消瘦明显，眼球凹陷，口唇干燥。
2. 体温升高至 38℃以上，脉搏增快至 120 次/分以上，血压下降。
3. 呈现昏睡状态，意识模糊，谵妄甚至昏迷。
4. 巩膜皮肤黄染，血胆红素、转氨酶升高。
5. 尿中出现蛋白和管型，血肌酐、尿素氮升高。
6. 出血倾向增加，如可能发生角膜下出血、视网膜出血。

二、流产

流产是指妊娠 20 周之前，胎儿体重不足 500g 而终止者。根据流产发生的时间，又分为早期流产与晚期流产，发生在12周前为早期流产，早期流产又分为先兆流产、难免流产、不全流产和完全流产等几种。

流产是人类生殖的自然淘汰，约占受精卵的75%，其中仅15%左右因有流产症状而被临床所认识，其余则表现为功能性子宫出血、月经延期等。

1. 先兆流产的早期症状是少量流血和轻微的、阵发性下腹痛。目前的观点不主张使用激素类药物保胎，可以指导休息、安慰、解除精神上的紧张，如症状无好转，需转上级医院做B超检查，观察孕囊和胚胎的情况，决定进一步处理意见。

2. 难免流产、不全流产和完全流产的主要症状有三：阴道流血、腰背部酸痛和腹部阵发性疼痛。特别是不全流产的出血量较多，凡是出现以上症状者均需转院。

三、宫外孕

宫外孕是受精卵着床于子宫腔以外的妊娠，称为异位妊娠，包括输卵管妊娠、腹腔妊娠、卵巢妊娠、阔韧带妊娠等。其中输卵管妊娠占90%以上，是妇产科常见急腹症，近年来发生率逐渐增加，如不及时诊断处理，有导致孕妇死亡的危险。因此，一直被视为具有高度危险的早期妊娠并发症。

（一）表现特征

停经、阴道流血、腹痛、晕厥、休克是输卵管妊娠的临床表现，但由于妊娠的部位不同，发生的病理变化略有不同。

1. 停经：除输卵管间质部位妊娠停经时间较长外，都有6～8周停经史。约有20％～30％妇女无明显停经史。
2. 腹痛：胚胎在输卵管内逐渐增大，输卵管膨胀表现为一侧下腹部隐痛或酸胀感。当发生输卵管妊娠流产或破裂时，患者突感一侧下腹部撕裂样剧痛，持续性或阵发性；血液积聚在直肠子宫陷凹，出现肛门坠胀、里急后重感（为此症状病人有可能先去肠道科就诊）；如内出血多，刺激膈肌引起肩胛部放射性疼痛。
3. 阴道流血：在短暂停经后出现不规则流血，量少，略红或深褐色，也有类似月经量，可能混有蜕膜管型或蜕膜碎片排出。
4. 晕厥与休克：输卵管妊娠破裂，腹腔内急性出血引起剧烈腹痛，导致病人晕厥、休克，出血越多、越快，症状也越迅速、越严重。

（二）危急征象

病人出现休克状态，面色苍白，四肢厥冷，脉搏快细，血压下降，腹部膨隆，移动性浊音阳性。

四、病史

高血压、心、肝、肾、肺病及糖尿病等内分泌疾病，严重贫血，精神神经性疾病，传染性疾病都会有能否胜任妊娠、是否会传给胎儿或影响胎儿的生长发育等问题，因此在询问病史时若发现孕妇现患或曾患以上疾病；或在检查中发现血红蛋白＜110g/L，尿常规有异常，肝肾功能异常，梅毒筛查（RPR）阳性都应予以重视。直系亲属有高血压、糖尿病、遗传性疾病或传染病史亦有可能影响孕妇和子代的健康，也需重视。（详见附件一表3）

孕早期的危急征象及其提示的疾病见表1。

表1　孕早期的危急征象及其提示的疾病

危急征象	提示疾病
阵发性腹痛、阴道流血、腰背酸痛	早期流产
急腹痛、急性失血症状、昏厥、休克	宫外孕
酸中毒症状、尿酮体阳性	妊娠剧吐

第四节　分类处理

一、未发现问题的孕妇

（一）孕早期保健指导

包括避免致畸因素、预防疾病、卫生、营养、心理保健和丈夫、家庭参与等。（详见第五至八节）

（二）告知16～20周唐氏综合征筛查及≥35岁者羊水染色体检查意义

（三）预约第二次产前保健服务时间（16～20周）

（四）建立健康档案

询问孕妇是否在本社区建立了健康档案。若尚未建立，为孕妇建立一份健康档案，并同时建立《孕产妇保健手册》，登记《社区孕产妇保健服务登记本》。

1.《孕产妇保健手册》

《孕产妇保健手册》的使用是孕产期保健服务中的一项重要措施，它是一本集孕产期保健指导、孕妇自我观察和医院检查、处理记录于一体的图文并茂的小册子。它系统而简要地介绍了孕早、中、晚期保健要点，产前检查，孕期营养，胎教，孕妇体操，胎动计数，自然分娩，母乳喂养，产褥期保健等知识，孕妇还可以通过自我观察、自我记录，及时发现问题，提高自我保健的能力。

手册建立后由孕妇保管，社区医生要指导孕妇认真阅读并按照各期的保健要求操作和填写，社区和上级医疗保健机构也要重视手册的使用，并将每次健康检查的结果简要地记录在最后一页“孕产期保健服务记录”的相关项内，有利于孕妇和医生之间的沟通，也有利于各级医疗机构之间的信息沟通。

手册的使用不但能为孕产期健康保驾护航，还能为家庭留下一份珍贵的纪念。同时，手册使用结束后，裁下“孕产期保健服务记录”交回社区卫生服务机构，是统计、分析孕产期系统保健服务信息的原始资料。

2.《孕产妇健康档案》

在为孕妇建立孕产妇保健手册的同时，社区卫生服务机构还需要为孕妇建立健康档案（见附件一）。内容包括本人的基本情况、三次产前保健服务、产后家庭访视和产后健康检查的记录，早孕建册时填写附件一表1和表2。

3.《社区孕产妇保健服务登记本》

各社区卫生服务机构都要设立《社区孕产妇保健服务登记本》（简称登记本），为每一位孕妇建册的同时，要在登记本上进行登记，登记本的表式如表2。

表 2　社区孕产妇保健服务登记本(表式)

健康档案编号	建册日期	姓名	户口		现居住地址及电话	配偶姓名和电话	年龄（实足）	胎/产次	预产期	评估分类 ①正常 ②一般异常 ③重点问题				
			本市	非本市						建册孕周____	建册时	20 周	24 周	28 周

转院									分娩				围产儿			出院日期	产后访视						产后 42 天检查		备注
第一次			第二次			第三次			日期	孕周	分娩医院	分娩方式	评分	体重	结局		日期	评估分类		喂养			日期	评估分类	
日期	医院	原因	日期	医院	原因	日期	医院	原因										产妇	新生儿	纯母乳	混合	人工			

登记本按照预产期分页，登记时填写在相应月份中。

登记本除建册登记时填写基本信息之外，在以后的孕产妇健康管理中，包括孕期保健服务、转院和随访、产后家庭访视以及产后健康检查都必须及时登记在相关项内。该登记本除了信息登记以外，还可以起到健康管理的指导作用，社区医生可以通过翻阅登记本了解孕产妇的各个时期健康管理的落实情况，如发现未能按时接受产前保健服务、转院未落实、未接受产后访视或产后健康检查的孕产妇，都可以及时联系并督促落实。

二、发现问题的孕妇

包括有遗传性疾病，年龄≥35 或＜18 岁，生育过畸形儿，原因不明的两次以上自然流产史，以往死胎、死产、新生儿死亡史，骨骼发育异常尤其是骨盆狭窄或畸形，早孕反应严重出现尿酮体阳性者，有异常情况如出血和腹痛，服用致畸药物史，血红蛋白＜110g/L，RPR 阳性，肝肾功能异常，BMI 指数异常，妊娠期合并症、并发症，生殖道异常或手术史，内分泌疾病，精神、神经疾病，传染性疾病等情况者。

1. 除了一般早孕指导外，注重针对问题加强个性化指导。

2. 转上级医院，经上级医院的早孕或产科门诊等相关门诊明确诊断，并明确能否继续妊娠；明确有并发症者留在上级医院进行健康管理；对不适宜生育者及时终止妊娠。

孕妇经上级医院诊断排除疾病能继续妊娠者，或经过治疗已治愈疾病者，可转回社区卫生服务机构继续健康管理。

三、出现危急征象的孕妇

出现阴道出血、妊娠剧吐、急腹痛等危急征象的孕妇须紧急转诊至上级医疗机构。但需要做好转诊前准备（紧急处理、联络落实上级医疗保健机构）、转诊时的安全保障工作和转诊后的随访等。

第五节　孕早期保健指导

怀孕的最初 12 周内，孕妇会出现恶心、呕吐或全身不适等现象，子宫逐渐增大，子宫内的新生命从单细胞的受精卵发育成具有人形的胚胎。6 周时形成脑、脊柱及中枢神经系统；8 周时面部已能辨认五官；9 周后至分娩称为胎儿，12 周时所有内脏器官形成，四肢长出。环境中的不良因素会影响胚胎的正常发育，影响器官的分化和致畸，特别在孕6～8周时最为敏感。因此必须注意如下几点。

一、避免环境中不良因素对胚胎的影响

（一）环境因素包括

1. 生物学因素：如引起感染的各种病原体。
2. 化学因素：如各种药物、环境中各种有毒物质（铅、苯、汞及农药等）。
3. 物理因素：各种射线、噪声、振动、高温、极低温、微波等。

（二）为避免接触以上不良因素，在孕早期要注意做到

1. 不到拥挤的公共场所，避免感染疾病。
2. 不接触猫、狗，不吃未经煮熟的鱼、肉、虾、蟹等。
3. 避免接触放射线及有毒有害物质。
4. 妇女怀孕后，原则上应少服药或不服药，某些可用可不用的药物应尽量不用。
5. 如果患病确实需要用药治疗，应遵医嘱认真服药，不要延误治疗。
6. 不吸烟、不喝酒。
7. 不要洗桑拿或长时间浸泡热水澡。

二、卫生保健

1. 注意个人卫生。孕妇的新陈代谢旺盛，特别容易出汗，因此必须勤洗澡、勤换衣。

2. 洗澡应采用淋浴，不宜盆浴。孕妇的阴道分泌物增多，应每日用清水清洗外阴，并换内裤。分泌物多时，可使用卫生护垫，保持外阴干燥。

3. 注意口腔卫生与保健，早晚应刷牙，进食后应漱口，防止牙周病。定期口腔检查与适时的口腔治疗。

4. 注意休息，避免重体力劳动及剧烈活动。怀孕的前 3 个月避免性生活，预防流产。

5. 有发热、阴道见红、剧烈呕吐、腹痛等异常情况，应当马上到医院检查，并告知医生已经怀孕。

6. 有心、肝、肾等主要脏器疾病或病史者，应尽早转院全面检查，以确定是否继续妊娠。

第六节　孕早期营养指导

一、孕早期膳食营养需求的特点

孕早期主要是胚胎发育阶段，生长比较缓慢，所需营养几乎与妊娠前没有多少差别或略微增加，最重要的是合理膳食。

孕早期膳食营养特点是：全面营养、合理调配、避免营养不良或缺乏，以及避免营养素摄入过量对胚胎发育的不良影响。

叶酸是预防胎儿发生神经管畸形、先天性心脏病、唇腭裂等疾病的重要维生素，孕期需要量是非孕期的一倍以上，所以在孕期尤其是孕早期应多吃富含叶酸的动植物食物，如动物肝、绿叶蔬菜、谷物、花生、豆类等。

二、孕早期膳食营养原则

孕早期饮食安排应当注重优质蛋白质食物，富含矿物质、维生素食物以及易于消化吸收的粮谷类食物的摄入。

（一）不喝或少喝饮料类

长期饮酒或饮用含乙醇饮料会影响母体健康和胚胎发育。烧酒中乙醇含量较高，而啤酒、果酒、黄酒中虽乙醇含量较低，但都不宜经常饮用。对于不含乙醇的软饮料如汽水、茶及咖啡因型可乐尽量少饮用。避免食用带色素和防腐剂的食品。

（二）食物清淡爽口、烹调多样化

根据孕妇的不同情况和嗜好，选择不同的原料和烹饪方法。对于呕吐严重、有脱水的孕妇要选择水分多的食品，如各种水果、西瓜、新鲜蔬菜，这些食品不仅含有大量的水分，而且有丰富的维生素和钙、磷、钾等矿物质。有的孕妇会有酸味、辣味和其他味道的嗜好，烹调食物时可选用少量香辛料，如姜、辣椒等，使食物有一定的刺激味，以增加食欲。柠檬汁、醋拌凉菜、酸奶等酸味食品能引起食欲，备受孕妇喜爱。冷食也是孕早期的理想食品，因冷食比热食气味小，并有抑制胃粘膜病态性兴奋效果，所以对许多食品可晾凉后吃，冷饮也可少量摄入。

（三）摄入容易消化食物

烤面包、馒头、蛋糕、饼干、大米或小米稀饭等食物容易消化，在胃内滞留时间短。食用这类食物可减少呕吐发生的可能。

（四）少量多餐

由于早孕反应可能会出现食欲不振、食欲异常和厌油腻等。因此，每日要少量多餐。进餐时间不必严格规定。吃饭时要细嚼慢咽，饭后可躺下休息。进餐时少喝汤类，而在两餐之间喝水或汤。早晨起床前吃少量食品对减轻恶心、呕吐也有帮助。

三、孕早期膳食构成（每日摄入食物量）

主粮（稻米、面）　　200～250g

杂粮（小米、玉米、燕麦、豆类）

25～50g

蛋类（鸡蛋、鸭蛋、松花蛋） 50g

牛奶 250g

动物类食品（畜禽肉类及内脏、水产品）

150～200g

蔬菜（其中绿叶或绿色蔬菜占 2/3）

200～400g

水果 50～100g

植物油 20g

四、孕早期一日食谱举例

早餐 豆浆 200ml（一杯），白糖 5g（少许），

鸡蛋 50g（一个）

油条 50g（一两），烧饼 50g（一两）

早点 柑橘 100g（二两）

中餐 米饭：大米 100g（二两）

青椒炒肉：青椒 100g（二两），瘦猪肉 50g（一两）

午点 牛奶 220ml（一杯），面包 50g（一两）

晚餐 米饭：大米 100g（二两）

炒菠菜：菠菜 100g（二两）

腐竹烧肉：腐竹 50g（一两），瘦猪肉

30g（少许）

凉拌黄瓜：黄瓜200g（四两）

紫菜虾皮汤：虾皮10g（少许），紫菜10g（少许）

全日烹调油20g、食盐5g及调味品适量。

第七节　孕早期心理保健指导

一、孕早期的心理特点

1. 正常怀孕后，妇女首先感受到的是一种将为人母的喜悦，有一种自豪和骄傲感。妊娠进一步体现了女人的价值，显示出女性的特殊性贡献。

2. 强烈的母爱从受孕成功起就开始产生，会出现从未有过的兴奋情绪和将要做母亲的复杂心理。

3. 有的孕妇在这一时期可能出现另外一些心理变化，如变得娇宠和霸道，在家中无意识地以自我为中心等。也有的深感难以负荷当母亲的责任而感到惶惑和紧张。如果是非正常怀孕（如未婚先孕等），更会感到无比的惊慌和害怕，顾虑到社会道德的不容和谴责，而背上沉重的心理负担。

二、孕早期常见的心理问题

孕早期常见的心理问题大致有以下三种：

1. 过分担心：担心自己的身体能否胜任孕育胎儿的任务、胎儿是否正常，会不会生一个畸形儿？会不会生一个女孩子（丈夫想要男孩子）？怎样抚养好这个小生命，使他聪明又健壮？他会像谁？丈夫会不会因为自己生孩子以后体型变化了而不满？没有母乳怎么办？

2. 妊娠反应而致的焦虑：早孕期会表现为乏力、恶心、呕吐等妊娠反应，孕妇随之常会伴有焦虑、不安、懊悔、埋怨等情绪。

3. 紧张不安：有些孕妇对将来的生活茫然无知，为住房、经济、照料婴儿等问题而担心，如不与父母同住，孩子生下来谁来照顾？没有母乳怎么办？吃过药、打过针，怕影响胎儿而导致心理上的高度紧张。

三、心理问题的表现形式

上述这些心理问题会使有的孕妇情绪不稳定，依赖性强，原本很自信、很有主见的人，突然变得脆弱敏感，经常处于矛盾、烦恼、抑郁、恐怖、焦虑和将信将疑之中；有的孕妇易激动，易流泪；有的孕妇寡言少语，常会因一点小事儿对丈夫发脾气。

四、心理保健指导要点

通过神情观察和深入细致的交谈可以了解孕妇心理状态，如有严重抑郁或焦虑症状者使用抑郁或焦虑自评量表（见附件六）测试。

对于孕早期妇女的心理指导主要是让孕妇加强自身修养，学会自我心理调节，善于控制和缓解不健康的情绪，保持稳定、乐观、愉快的心境。指导要点包括以下方面：

1. 自我鼓励：经常用警句、名言告诫自己，让自己保持好心情。

2. 转移情绪：感觉担心、紧张、抑郁或烦闷时，去做一件高兴或喜欢的事：如浇花、钓鱼、听音乐、欣赏画册、阅读感兴趣的书刊等，也可去林荫大道、江边、田野散步，自然景观会消除孕妇紧张不安的情绪。

3. 释放烦恼：可把自己的烦恼向密友倾诉，或通过写信、写日记来进行宣泄。这种做法可非常有效地调整孕妇的情绪。

4. 广交好友：广交情绪积极乐观的朋友，充分享受与她们在一起的快乐，让她们的良好情绪感染孕妇。

5. 改变形象：换一个发型，买一件新衣服，装点一下房间，都会给孕妇带来一种新鲜感从而改变沮丧的心情。

6. 减轻孕吐：孕吐反应会使孕妇产生烦恼、厌恶、沮丧等消极情绪，因此采取积极措施，如早晨可先吃一些饼干或点心，半小时后再起床；少量多餐，多吃清淡可口的蔬菜水果，少吃油腻甜食等，减轻孕吐症状，亦能调整情绪。

第八节　丈夫参与和家庭社会支持

一、孕育一个健康的宝宝，准爸爸的参与很重要

1. 准爸爸正经历从男孩到丈夫再到父亲的变化，应逐步体会到肩上的责任重大；由于担心准妈妈和胎儿的健康，准爸爸的情绪波动也会比较大，要学会自我调节。

2. 准妈妈在怀孕过程中由于对身体的变化可能会感到不安，时常发些小脾气，准爸爸的胸怀应该更宽广，更耐心、细致地呵护关怀，尤其是心理上的安慰；更细心地创造一个更适合准妈妈居住的生活环境，尽量避免环境中的有毒有害物质。同时，还要细致了解准妈妈的需要，尽量满足她，当个好后勤。

3. 全面学习孕育知识，为准妈妈和未来的宝宝当好咨询师。

4. 自觉远离烟和酒。

5. 尽可能多抽出时间陪同孕妇，交流思想与情感。

6. 共同承担家务，减轻孕妇的家务劳累。

7. 共同进餐，关心孕妇的膳食营养；共同参与适当的保健运动（如散步）等，增进感情交流。

8. 采用其他方式满足双方的性需求。

二、家庭与社会支持

1. 营造良好家庭氛围，促进孕妇心理健康。

2. 注意早孕妇女的饮食需求，保证合理平衡的膳食营养。

3. 社区医护人员在服务中给予相应的关心与支持。尤其是在孕妇第一次接受保健服务时要给予热情的关心问候、充分的解释沟通和支持帮助。

第四章　第二、三次产前保健服务的适宜技术

孕12周以后，胎儿逐渐长大，母体为适应胎儿的生长发育需要和为分娩做好准备，各个系统和器官均发生一系列的变化。开展定期的、有连贯性的孕期保健服务对保护孕妇的身心健康和胎儿的生长发育具有重要的意义。

社区卫生服务机构承担孕中期的两次产前保健服务，提供孕中期的基本保健并及早发现问题，提供服务的时间分别在孕16～20周和孕20～24周。

第一节　产前保健服务的适宜技术

一、询问与观察

询问孕妇的健康状况和心理状态，有无异常感觉或出现特殊情况。

注意观察体型和步态、面色是否苍白、巩膜有无黄

染等，注意孕妇的营养状况（好、中、差）、精神状态（饱满、萎靡）以及心理是否有焦虑和抑郁。

二、一般体检

（一）检查　测量血压、体重，验尿常规，测量宫高、听胎心。

（二）体重　自妊娠13周起平均每周增加350g，如一周内体重增加≥500g者，应引起重视。

（三）血压　孕妇正常血压＜140/90mmHg。如血压≥140/90mmHg或与基础血压相比升高值≥30/15mmHg者应予以重视。

（四）膝反射和下肢有无水肿

（五）产科检查

1. 观察腹部的大小、形状是否与孕期相符合，是否有水肿及手术瘢痕等。
2. 测量宫高：用软尺沿腹部皮肤测量自耻骨联合上缘至子宫底的高度（以厘米计）。腹部过大或增大过快，要注意有无羊水过多或多胎。
3. 触诊：孕中期时主要通过检查宫底高度来了解胎儿的发育情况，到28周后可以通过四步手法查胎儿方位。

四步触诊法：孕妇取平卧位，排空膀胱，两

腿屈曲，腹部放松。医生两手须温暖轻柔，切不可用力压迫。

首先触摸子宫底，如为胎头则为圆形，规则，质硬，易推动；如为臀部则形态不规则，较大，质软，不易推动。其次，触摸腹壁两侧，胎背和肢体。然后查清胎先露是头或臀，根据胎头突出部分朝向胎背或胎儿腹侧，可知胎头处于俯曲或仰伸状态。最后了解胎先露和骨盆的关系，胎头是否入盆，或衔接。

4. 听诊：使用木质的胎心听筒或 Doppler 胎心仪。

胎心音从胎背与母体腹壁最接近的部位传出最为清晰。在孕中期时，胎儿还小，一般取左下腹或右下腹听到胎心音。到 7 个月以后，可以在摸清胎儿方位后取胎背部位听诊。

正常的胎心率为 120～160 次/分。

5. 绘妊娠图：妊娠图是将产前检查时有关孕妇的腹围、宫高等情况记录在同一张图中，然后把每次检查的结果连成曲线。《孕产妇保健手册》中有妊娠图。如果低于或高于设定的警戒区，则提示孕妇或胎儿有异常情况。如增长曲线持平，提示胎儿发育停滞；增长曲线过快，提示羊水过多、多胎、巨大儿等。出现异常情况时要进一步经过B超检查等协助确诊。

三、实验室检查

1. 尿蛋白：每次化验尿常规，必要时做24小时尿蛋白定量。

2. 有条件的需对所有孕妇进行唐氏筛查，可以在知情选择后抽血样送至有资质的定点医院进行检查；没有条件普遍进行的，则对35岁以上的孕妇必须进行唐氏筛查。

3. 按照《中华人民共和国母婴保健法实施办法》规定，凡有以下情况之一者，应转诊到有资质的医疗机构进行产前诊断。

（1）高龄孕妇（≥35岁）。

（2）羊水过多或过少者。

（3）胎儿发育异常者。

（4）孕早期接触过可能导致胎儿先天缺陷的物质者。

（5）有遗传病家族史或者曾经分娩过先天性严重缺陷儿者。

（6）曾经有两次以上不明原因的流产、死胎或新生儿死亡者。

四、心理量表测定（必要时）

对询问和观察中发现有心境不佳、有明显抑郁或焦虑症状者可用抑郁自评量表或焦虑自评量表进行测定（见附件六）。

第二节　评估分类的依据

通过以上观察和检查进行评估和分类，分为未发现问题（正常）、有一般异常情况和有重点问题三类。分类的依据是通过发现产科并发症和合并症的表现特征和危急征象来确定。现将孕中晚期常见的产科并发症和合并症的表现特征和危急征象介绍如下作为分类时的参考。

一、产科常见并发症

（一）妊娠期高血压疾病

妊娠期高血压疾病是妊娠期特有的疾病。包括妊娠期高血压、子痫前期、子痫、慢性高血压并发子痫前期以及妊娠合并慢性高血压。其中妊娠期高血压、子痫前期、子痫以往统称为妊娠高血压综合征。

该病属于全身性疾病，各系统均可有病理性改变，极易发生多种脏器的损害，如脑血管意外、心力衰竭、急性肾衰竭、HELLP 综合征（溶血、肝酶升高、血小板减少综合征）、弥漫性血管内凝血、胎儿宫内发育迟缓等。

妊娠期高血压疾病是孕期最常见的并发症，多发生在20周后。临床的三个主要症状是高血压、水肿和蛋白尿。病情是从轻到重呈阶段性发展的，如果发展到严重阶段，可出现头痛、眼花、视物不清、上腹部疼痛、甚至抽搐和昏迷，对母婴的危害极大，是孕产妇死亡的四大主要原因之一。

1. 表现特征

妊娠20周以后血压高达140/90mmHg及以上，伴有尿蛋白≥300mg/24h或（+），伴有上腹不适、头痛等症状可诊断为子痫前期；血压进一步升高，水肿和蛋白尿加重，提示病情在发展。

2. 危急征象

（1）头痛、眼花、胸闷、视物不清。

（2）无原因的恶心，右上腹疼痛。

（3）夜间不能平卧。

（4）无原因的咳嗽甚至抽搐和昏迷等。

（二）早产

妊娠28周～37周间分娩，胎儿体重不足2500g称为早产。早产是围产儿死亡的主要原因，防止早产是降低围产儿死亡的关键。其表现特征有：

1. 妊娠 28 周以后，有腰、腹疼痛，下腹坠胀。

2. 有少量血性分泌物。

3. 腹部触诊有阵发性宫缩，不规则，宫缩间歇时腹部松软。

4. 胎心和胎位清楚。

（三）妊娠晚期出血

妊娠晚期出血是指妊娠 28 周以后的阴道出血，属产科急症之一。

常见者为前置胎盘和胎盘早期剥离。两者都能使母体发生大量出血而危及母儿生命，幸存者胎儿亦为早产儿。

前置胎盘指孕 28 周后胎盘附着于子宫下段，下缘达到或覆盖子宫颈内口，位置低于胎先露部。阴道流血时无腹痛，出血量可多可少，反反复复，出血量与休克程度成正比，子宫大小与孕周符合，B超能明确诊断。

胎盘早剥是指妊娠 20 周后正常位置的胎盘，于胎儿娩出前全部或部分与子宫壁剥离，引起子宫内出血。多发生于孕妇合并血管病变如子痫前期、慢性高血压、慢性肾脏病；或孕妇腹部受外伤、被撞击。主要症状是腹痛和出血，出血有内出血和外出血，阴道出血量和体征不符合，并会引起凝血机制障碍。

表现特征：孕晚期有腹痛和出血症状者都属危急症状。

二、孕期常见产科合并症

（一）贫血

妊娠期贫血是指妊娠妇女外周血的血红蛋白（Hb）<110g/L，血细胞比容<0.3。但是我国一直沿用的标准是 Hb<100g/L，红细胞<3.5×10^{12}/L；Hb<80g/L 诊断为中度贫血，Hb<60g/L 诊断为重度贫血。

贫血影响组织供氧，导致胎儿生长缓慢，甚至引起早产和死胎；严重贫血可导致心肌缺血，引起贫血性心脏病；还可降低机体的抵抗力，使妊娠期、分娩时及产后感染的机会增加。

妊娠期贫血以缺铁性贫血为多见，病因是母体铁的储存不足。营养不良或吸收不好均易发生贫血。此外，妊娠前有贫血者如钩虫病，肝、肾疾病及营养不良等，会使妊娠期贫血加重。

表现特征有：

1. 轻度贫血的临床表现可无特殊症状，或仅有疲倦、乏力等。
2. 中重度贫血则可有面色苍白、水肿、乏力、头晕、耳鸣、心悸、气短、食欲不振、腹胀、腹泻等。

（二）妊娠合并心脏病

心脏病患者妊娠后，由于心脏负担加重，心功能进一步减退，无论在妊娠期、分娩期或产褥期，随时都有可能发生心力衰竭，严重威胁母儿安全，甚至危及生命。妊娠合并心脏病是孕产妇死亡的四大主要原因之一。

其种类有风湿性心脏病、先天性心脏病、围生期心脏病、心肌炎、子痫前期心衰和妊娠合并心律失常。

心脏病对母儿的影响很大：母体心脏代偿功能Ⅰ级、Ⅱ级既往无心力衰竭史也无其他并发症者，多能耐受妊娠；Ⅲ、Ⅳ级不宜妊娠。心功能Ⅲ级者，妊娠后心力衰竭的可能性为80%，孕产妇死亡率为5%；心功能Ⅳ级者，孕产妇死亡率可高达25%。由于孕妇心脏病长期慢性缺氧，可影响胎儿发育及引起早产、死胎、死产；患先天性心脏病的孕妇其子女发生先天性心脏病的可能性也较一般人为高。

1. 表现特征

心脏病的临床表现按心脏功能代偿情况分为四级，即：

Ⅰ级：一般体力活动无不适感觉，而且不受限制。

Ⅱ级：一般体力活动略受限制。参加日常体力活动时，出现疲劳、心悸、气急等症状，休息时舒适如常。

Ⅲ级：一般体力活动显著受限。休息时虽无症状，但轻微活动即感疲劳、心悸、气急或有轻度心力衰竭的现象。

Ⅳ级：不能做任何体力劳动，卧床休息仍感心悸、气急，有明显心力衰竭现象。

对过去曾有心力衰竭的患者，即使目前尚能代偿，因心衰有再发生的可能，故应按照Ⅲ级考虑。

2. 危急征象

以下症状提示心力衰竭先兆或早期心衰：

（1）轻微活动后，即感心慌、气短，休息时心率超过110次/分钟，或夜间因胸闷、呼吸困难而憋醒，需稍坐片刻或呼吸新鲜空气后始能入睡。

（2）气急、发绀、端坐呼吸、咳嗽而且痰中带血、肺底部有持续性啰音、颈静脉怒张、肝脾肿大等症状和体征时。

（三）妊娠合并慢性肾炎

慢性肾炎的患者一般不宜妊娠。妊娠合并慢性肾炎的患者多数在妊娠前有急、慢性肾炎史；在妊娠20周前即有颜面浮肿、夜尿或高血压、蛋白尿的症状。

由于妊娠必将加重肾脏负担，容易并发妊娠期高血压疾病，对母儿都非常不利。孕妇会因为妊娠而引起肾功能不全，甚至肾衰竭；胎儿宫内生长发育受限、死胎及早产发生率高。

表现特征：

（1）在孕早期孕妇即出现水肿、颜面浮肿尤甚；伴贫血；有夜尿、尿频主诉；尿液检查出现尿蛋白、红细胞、白细胞及管型。

（2）按照临床表现严重程度分为三型：Ⅰ型仅出现蛋白尿；Ⅱ型有蛋白尿和高血压，病情较重；Ⅲ型同时有蛋白尿、高血压和氮质潴留，病情严重。

（四）妊娠合并肝炎

乙型肝炎是我国最常见的传染病，妊娠期的发生率是非妊娠期的6倍，妊娠合并肝炎是我国孕产妇死亡的主要原因之一。肝炎对母儿均产生影响。

对孕产妇的影响有：妊娠早期发生肝炎，可出现消化道症状，使早孕反应加重；孕晚期妊娠期高血压疾病的发生率升高，加重肝损；产后出血的发病率增加。

对胎儿和新生儿的影响有流产、早产、死胎、死产和新生儿死亡等。新生儿可以通过垂直传播被感染，尤其是乙型肝炎危害最大。

1. 表现特征

（1）妊娠早期，孕妇出现不能用妊娠反应或其他原因解释的消化系统症状，如恶心、呕吐、腹胀、肝区痛、乏力、畏寒、发热等。

（2）肝功能异常。

2. 危急征象：出现消化道症状或黄疸。

（五）妊娠期肝内胆汁淤积症

肝内胆汁淤积症是一种发生在孕晚期（少数可以发生在25周以前），以皮肤瘙痒及生化性胆汁淤积为特点的疾病。同时伴有血转氨酶、碱性磷酸酶、胆红素以及胆汁酸的轻度到重度的升高。

妊娠期肝内胆汁淤积症对母儿的影响：

对孕妇会引起肝功能暂时性损害、凝血机制障碍，容易并发妊娠期高血压疾病。瘙痒等症状会影响孕妇的睡眠和休息，引起疲劳。但远期预后良好。

对胎儿会引起早产、死胎、羊水污染、低出生体重儿等，使围产儿死亡率明显升高。

表现特征有：

妊娠中、晚期无皮肤损伤的皮肤瘙痒，可伴有轻度黄疸，一般情况良好。瘙痒常是主要的主诉，通常开始于手掌、脚掌及肢体远端，之后向近端发展，严重病例可累及面部、颈部及耳朵，很少发生粘膜表面的瘙痒。

（六）妊娠糖尿病

妊娠糖尿病系指原有糖尿病者（DM）妊娠，以及怀孕后首次发生或发现的妊娠期糖尿病（GDM）。尤其是近年来 GDM 发生率呈上升趋势，据目前有关资料统计其发生率占 3%～8%左右。

妊娠糖尿病对母儿健康的影响：

妊娠糖尿病者往往因机体代谢紊乱所致高血糖，孕妇容易并发妊娠期高血压疾病、羊水过多、早产、难产、产后出血、产褥期感染等。胎儿容易发生先天畸形、巨大儿、胎儿窘迫和围产儿死亡。

1. 表现特征

（1）妊娠各个阶段都可以发生糖尿病，例如怀孕前已经患有糖尿病，可从无症状到有症状。

（2）多饮、多食、多尿。

（3）孕早期空腹尿糖反复阳性等。

（4）糖尿病家族史，尤其是母系家族史。

（5）过去史中有不明原因的反复流产、死胎、死产、畸形儿、巨大儿及足月新生儿呼吸窘迫综合征（RDS）分娩史等。

（6）本次妊娠胎儿偏大，羊水过多，或伴子痫前期等。

（7）年龄>30岁，肥胖体形（未孕时BMI≥24）者。

（8）皮肤感染及反复阴道念珠菌感染且难以治愈者。

2. 危急征象为酮症酸中毒和昏迷。

（七）妊娠合并甲状腺功能亢进症

甲状腺功能亢进症（简称甲亢）是指体内甲状腺素过高，引起机体的神经、循环、消化等系统兴奋性增高和代谢紊乱的内分泌疾病。甲亢多见于生育年龄妇女，妊娠合并甲亢发病率约为0.1%～0.2%，近年来发病率呈上升趋势。

妊娠合并甲亢者大部分于孕前已得到明确诊断与恰当的治疗。亦有部分患者于妊娠期首次发病，若未经过早期合理诊治，则对母婴健康影响较大，例如胎儿较易发生流产、早产、宫内生长受限、先天性甲亢或甲状腺功能减退症（简称甲减)、围产儿死亡等，孕妇亦常发生心动过速、甲亢病情加重甚至发生甲状腺危象。

表现特征：孕前有甲亢以及甲减等甲状腺疾病，并有以下症状：

1. 心悸、休息时心率大于 100 次/分、怕热、易出汗、大便次数增多且呈溏薄状。
2. 食欲亢进而体重不增或下降。
3. 甲状腺肿大、突眼、手抖。
4. 实验室检查提示甲状腺功能异常。

（八）妊娠合并系统性红斑狼疮

系统性红斑狼疮（SLE）是一种自身免疫性疾病，好发于生育年龄妇女，孕妇发病率占 0.2‰左右，约1/3患者孕期病情加重。

SLE 主要由于患者本身的组织和细胞被自身抗体所破坏，形成复合物，沉积于器官及血管，造成多器官损害，并可致胎盘绒毛组织缺血缺氧，可引起习惯性流产、胎死宫内、胎儿宫内生长受限、早产、胎窘、新生儿窒息、新生儿先天性心脏病等；孕妇易发生贫血、妊娠期高血压疾病、狼疮性肾炎，甚至肺栓塞、脑栓塞等，严重威胁母儿生命。

孕前有 SLE 病史并有以下症状：

1. 有习惯性流产、胎死宫内、胎儿宫内生长受限、早产、胎儿围产期缺氧等不良生育史；
2. 不明原因的发热、乏力、食欲不振、体重减轻以及周身不适；
3. 关节疼痛并具对称性；
4. 伴有贫血、溶血、血小板减少、血清中有狼疮抗凝物；
5. 面部红斑，日晒后加重；
6. 可有心理障碍，较难与人相处等精神、神经症状；
7. 可有大量蛋白尿提示肾脏病变；
8. 妊娠期高血压疾病出现较早；
9. 本次妊娠胎儿宫内生长受限。

现将孕中晚期常见的并发症和合并症的表现特征以及危急征象和提示疾病列表如下（见表 3、表 4），以便于健康的评估和分类。

表 3　孕中晚期常见并发症和合并症的表现特征及其提示的疾病

表现特征	提示疾病
孕妇体重和宫高增长过快	糖尿病
20 周前出现高血压、浮肿、少量蛋白尿	慢性肾炎
阴道排液	胎膜早破
腹痛，不规则宫缩	先兆早产
阴道出血	前置胎盘、胎盘早剥
日常体力活动即出现疲劳、心慌、气急	心脏病
上腹痛、肝功能异常，凝血功能障碍	肝炎、脂肪肝
心悸、多食、消瘦、畏热、多汗	甲亢
20 周后高血压、水肿、蛋白尿	妊娠期高血压疾病
皮肤瘙痒、轻度黄疸	肝内胆汁淤积症

表 4　孕中晚期危急征象及其提示的疾病

危急征象	提示疾病
胎动不正常或消失	胎儿窘迫
阴道大出血或伴急性失血性休克	前置胎盘、胎盘早剥
胸闷、气急、不能平卧、半夜到窗口透气	心力衰竭、呼吸衰竭
上腹痛或伴黄疸	急性肝病
高血压伴头昏、眼花	子痫前期
头痛、眼花、胸闷、视物不清，无原因的恶心，右上腹疼痛，夜间咳嗽不能平卧	子痫

第三节　分类处理

一、未发现异常的孕妇的处理

（一）孕期保健指导

在孕 16～20 周重点做生活保健、孕妇体操、胎教保健指导；20～24 周重点进行自我监护、母乳喂养和分娩准备保健指导。此外，在每次产前保健服务时都需进行营养和心理保健指导，并提倡丈夫、家庭参与（详见第四至六节）。

（二）预约转诊

预约孕妇 16～24 周去指定上级医院进行 B 超六种大畸形筛查（开放性脊柱裂、严重的脑膨出、无脑儿、单腔心、胸腹壁缺损并内脏外翻、致死性软骨发育不全）；24～28 周去上级医院进行糖尿病筛查。

（三）预约第三次产前检查时间

28 周转上级医院。

（四）记录

医生进行询问、观察和检查后，并将结果详细、完整地记录在附件一《孕产妇健康档案》表 4 上，同时，在《社区孕产妇保健服务登记本》和《孕产妇保健手册》的相关项目内做记录。

二、需要作产前筛查、产前诊断的孕妇的处理

根据当地情况，抽血样送到或将孕妇转到有资质承担产前筛查或产前诊断的医疗机构进行唐氏筛查或羊水染色体检查及B超检查等产前诊断。

三、发现有问题的孕妇的处理

发现体重和宫高增长过快，腹痛，不规则宫缩，阴道出血，日常体力活动即出现疲劳、心慌、气急，上腹痛，肝功能异常，高血压、水肿、蛋白尿，皮肤瘙痒或轻度黄疸的孕妇都需转至上级医院产科门诊诊治，针对问题进行处理；转出后一定要随访落实，同时加强指导。

明确有产科并发症和各种合并症者留在上级医院门诊/住院监测管理、治疗，排除异常者转回社区继续随访管理。

社区卫生服务机构对这些有问题的对象在随访中可以有针对性的进行以下指导：

（一）子痫前期轻度

1. 按时做产前检查，严密随访病情。

2. 侧卧位休息，每天要侧卧位休息10～12小时。

3. 高蛋白、低盐饮食，但不严格限盐。

4. 如果血压进一步升高，水肿和蛋白尿加重，则需及早住院治疗。

一旦出现头痛、眼花、胸闷、视物不清、无原因的恶心、右上腹疼痛、夜间不能平卧、无原因的咳嗽甚至抽搐和昏迷等危急症状，需急诊转院。

（二）早产

1. 侧卧位休息，减少自发性宫缩；

2. 必要时给予抑制宫缩药物，如：舒喘灵 2.4～4.8mg，每日 3 次口服；安定 2.5mg，每日 3 次口服；

3. 症状不缓解者，立即落实转院。

（三）贫血

1. 孕期应多食含铁量高、富有蛋白质和维生素的食物。

2. 孕 4 个月后，每日应用 100～200mg 二价铁。如硫酸亚铁 0.3g，每日 3 次；或三价铁如 10％枸橼酸铁铵 10ml，每日 3 次。

3. 中重度贫血应当及时转院。

（四）妊娠合并心脏病

1. 定期产前检查，妊娠 20 周前每 2 周一次，20 周后每周一次。

2. 避免体力劳动和情绪激动，保证睡眠时间、充分休息，食用高蛋白、高维生素、低盐低脂肪饮食，预防体重增加过多，口服维生素B族、C及促进造血药物。

（五）妊娠合并慢性肾炎

1. 指导孕妇，不要紧张忧虑，要很好的注意休养。
2. 行侧卧位，积极防治妊娠期高血压疾病。

（六）妊娠合并肝炎

1. 发现疾病后要马上转院。
2. 除注意饮食、饮水卫生外，重点在防止通过血液和体液的传播，加强消毒隔离，防止医源性传播。
3. 加强营养，饮食要富含蛋白质、糖和维生素C、维生素K。
4. 出现消化道症状或黄疸者需急诊转院。

（七）妊娠期肝内胆汁淤积症

1. 适当的卧床休息，尤其应采用左侧卧位以增加胎盘的血流量。
2. 采用胎动计数的方法加强自我监测，以便及早发现胎儿异常。
3. 按医嘱服用茵陈冲剂等中药治疗。

（八）妊娠糖尿病

1. 按照医嘱认真进行饮食疗法和胰岛素治疗（妊娠期糖尿病80%左右经饮食疗法有效），有效控制血糖，可以减少并发症的发生，保护母婴健康。按时产前检查，及时了解孕妇糖尿病病情，血糖监测情况，有无并发症等。

3. 在孕晚期采用胎动计数的方法加强自我监测，以便及早发现胎儿异常。

四、发现有危急征象的孕妇需要急诊转院

1. 胎动不正常或消失：提示胎儿宫内窘迫。

2. 妊娠期高血压疾病：出现头痛、眼花、胸闷、视物不清，无原因的恶心、右上腹疼痛、夜间不能平卧、无原因的咳嗽甚至抽搐和昏迷等危急症状。

3. 妊娠合并心脏病：出现心慌、气短、气急、胸闷甚至端坐呼吸、咳嗽且痰中带血等心力衰竭症状。

4. 妊娠合并肝病：出现消化道症状或黄疸。

5. 妊娠期肝内胆汁淤积症：如伴黄疸、双胎、合并尿路感染或高血压。

6. 妊娠合并糖尿病：酮症酸中毒和昏迷。

7. 有甲状腺危象倾向：如发热尤其是高热、心动过速、紧张焦虑、烦躁不安、恶心厌食、食欲不振、体重减轻等。

第四节 孕中、晚期保健指导

孕中期（13～27 周）是孕妇感到最舒服的时期，此时早孕反应已过，食欲增进；由于胎儿的生长发育，腹部隆起并迅速增大，腰部变粗；皮肤色素沉着，面部出现蝴蝶斑；乳头及乳晕皮肤颜色变黑，乳房增大；腹部出现妊娠纹。孕 16 周时，在腹部可听到胎心音；20 周左右时，孕妇可感觉到胎动。由于体型的变化还不十分明显，体力的负担还不太重，孕妇的情绪趋于稳定。

孕 32 周起，胎儿生长迅速，头与身体比例与足月儿相仿。到 38 周末时已经发育成熟。皮肤粉红色，皮下脂肪多，外观体型丰满。孕妇腹部增大迅速，下腹部及大腿感觉沉重，体重增长明显。由于膨大的子宫压迫身体内其他内脏器官，使孕妇感到胃部胀气、灼热以及气急。36 周后，胎头逐渐入盆，胃部不适及气急会减轻，但尿频明显。乳房丰满，挤压时有少量乳汁溢出。

保健指导的内容主要包括：

一、生活中要注意的问题

1. 衣着要质地柔软、式样简单、尺寸宽松，勿紧束裤腰，勿穿化纤内裤，穿坡跟鞋或 2～3 厘米高的低跟鞋。
2. 尽量少化妆。一方面，脂粉及口红所含的铅与过氧化脂质结合后，对细胞内黑色素沉着有加剧作用，不但影响妇女美观，而且铅可能会对胎儿神经系统造成危害；另一方面，去医院接受产前检查时化妆会影响医务人员对疾病症状的观察和识别。
3. 孕妇应当避免染发和烫发。因为染发剂和烫发剂中含有的化学物质，会对人体产生过敏反应，尤其是孕妇皮肤敏感，会给孕妇和胎儿带来危害。
4. 要注意个人卫生。经常洗头、洗澡、勤换衣服、保持皮肤清洁，每天清洗外阴。
5. 早晚刷牙，预防龋齿。由于怀孕使机体抵抗力降低，机体组织对细菌及其代谢产物的刺激变得敏感，对损伤组织的修复功能减弱。一旦出现口腔疾病会发展很快，牙齿清洁显得更为重要。
6. 不要束胸，佩戴宽大的乳罩。
7. 保证每天 8～9 小时的睡眠时间，多采用左侧卧位。

8. 注意个人卫生，避免盆浴，禁止性生活，以免发生早产和感染。

二、孕妇运动

国内外许多运动医学专家认为，正常健康的孕妇在怀孕期间可以安全地进行适当的体育锻炼和孕妇体操。运动可调整孕妇情绪，精力充沛，同时还可缓解因孕期姿势失去平衡而致的身体不适，而且，通过锻炼可以强健肌肉与伸展骨盆关节等，为自然分娩奠定良好的基础。

（一）孕期运动原则

1. 孕期运动目的不是减肥，主要是维护和促进健康，提高肌肉、关节的强度与柔韧性，为顺利分娩做好准备，不能盲目过度运动。
2. 维持体液平衡很重要，应在锻炼前后 40 分钟各饮一杯水。
3. 在锻炼的头 5 分钟，先做热身的准备运动，以使血液循环逐渐增加。
4. 伸展运动不要过于猛烈，以免拉伤韧带。
5. 对于多数孕妇来说，低冲击力的锻炼（散步、游泳、骑车）比猛烈的跳动、踢球、打球要安全和适宜。

6. 孕前不爱运动的妇女，到孕中期可以循序渐进地运动。

7. 孕晚期需要减缓活动。

8. 运动时要戴上合体的孕妇乳罩以提供舒适稳妥的支托。

（二）孕妇体操（详见附件七健康教育资料——VCD《阳光“孕”动》）

孕妇体操可从怀孕 3 个月左右开始，每天坚持做，运动量以不感到疲劳为宜。体操的基本动作是：

1. 提肛运动：保持均匀呼吸，收缩会阴、肛门肌肉，5～10 秒钟后再放松。早、中、晚各做 15～20 次，可增加肌肉弹性。

2. 脚部运动：脚掌着地，脚趾上翘；脚尖抵地，脚面蹦直，脚跟抬起，早、中、晚各做 15～20 次。

3. 盘腿坐运动：盘腿两手下按膝部。早、中、晚各做 3 分钟，可松弛腰关节，伸展骨盆的肌肉。

4. 扭动骨盆：腿向外翻倒，两腿轮换。膝盖并拢，左右翻倒。早、晚各做 5～10 次，加强骨盆关节和腰部肌肉的柔软度。

5. 猫背运动：低头，眼睛看腹部，腰背向上拱起；抬头，腰背伸直，放平。早、晚各做 5～10 次，松弛骨盆和腰部关节，使产道出口肌肉柔软，并强健下腹部肌肉。

做操前一般不宜进食（不要在饭后马上进行），先排空大小便。在空气流通良好的房间做操，放一些轻松的音乐，穿上宽松舒适的衣服，地上铺毯子。

孕妇最好在医生指导下进行相关运动。有先兆流产、早产史、多胎、羊水过多、前置胎盘、严重内科合并症等孕妇不宜做体操。

三、胎教

胎教是利用现代科学知识和技术，根据胎儿各时期发育特点，有针对性地、积极主动地给予胎儿各种信息刺激以促进胎儿身心健康地发育。为出生后早期教育打下良好的基础。有条件的地方可以开展胎教，胎教的方法：

1. 音乐胎教：播放轻柔、舒缓的音乐，使整个环境充满温馨、悦耳的声音。每日 2 次，每次 15～30 分钟。
2. 语言和抚摸胎教：用手抚摸腹部，温柔地和肚子里的宝宝说话、讲故事、朗诵诗歌等，反复训练。6 个半月开始，每日 2 次，每次 5～10 分钟。

3. 记胎儿日记：从怀孕开始，每天将孕妇的身体情况、心理状态、饮食起居、休息娱乐都记下来。开始产前检查和胎教以后，还可记录检查情况，如孕期用药、胎动开始时间、胎教实施情况等。不强调文字华丽，而要真实记录父母的思想感情和胎儿的情况。

4. 胎教不仅是母亲的事，与父亲的关系也很密切，父亲要积极参与。

四、用胎动计数进行自我监护

孕妇自我监护是观察胎儿在子宫内安危情况的重要手段。数胎动则是较常用的监护方法。数胎动可以从孕 26 周起进行，每天早、中、晚固定时间测 3 次，每次 1 小时。孕妇在安静的状态下，取卧位或坐位，注意力集中，双手置于腹部，以钮扣为标记，胎动一次放一粒钮扣在盒子中，如连续动几下也算一次。

1 小时完毕后，盒子中的钮扣数即为 1 小时胎动数。将早、中、晚 3 次胎动数相加，再乘以 4，即为 12 小时的胎动数，正常值应为 30 次或 30 次以上。如果少于 20 次，说明胎儿在子宫内可能有异常；如果少于 10 次，则提示胎儿在子宫内明显缺氧。如无法做到每日数3次，则可以每晚数一次，每小时应有3～4次。如胎动次数减少或消失或过分剧烈，都应立即到医院就诊，因为胎动对缺氧的反应比胎心敏感。

五、母乳喂养指导

（详见附件七健康教育资料——母乳喂养折页）

（一）介绍母乳喂养的好处

1. 母乳含有婴儿所需要的全部营养物质，容易消化吸收，有利于婴儿生长发育。
2. 母乳含有抗体，可以增强婴儿的抗病能力。
3. 母乳喂养促使子宫收缩，有利于产后恢复。
4. 母乳清洁无菌，温度适宜，经济方便。
5. 母乳喂养可增进母子感情。

（二）树立母乳喂养的信心　做好母乳喂养的准备，坚持做到纯母乳喂养至6个月。

（三）掌握母乳喂养技能

六、分娩准备教育

（详见附件七健康教育资料——分娩前准备）

分娩准备教育可以充分调动产妇的主观能动性，保护和支持自然分娩，促使分娩的顺利进行。具体内容包括：

（一）说明分娩是一个生理过程（特殊的）

妇女和胎儿天生具备完成分娩的智慧，一个健康的母亲和一个发育正常的胎儿是能相互配合完成分娩过程的。从而要树立自然分娩的信心。剖宫产并不是理想的分娩方式，而只是解决难产和母婴并发症的一种手段。

（二）介绍分娩知识

分娩四要素即产力、产道、胎儿、精神因素以及三个产程的情况。

（三）介绍镇痛措施特别是非药物性的镇痛措施

常用的非药物性镇痛措施有以下几种：

1. 温馨的有人陪伴的环境有助于放松，同时采取听音乐、交谈、看电视或看书等有助于分散注意力的方法。
2. 改变体位，避免平卧位，采用走、蹲、跪、坐等不同体位。可以减轻疼痛并有助于胎头下降。
3. 按摩和压迫：以两手手指轻轻按摩腹壁皮肤，或用拳头压迫腰部或髂前上棘、髂嵴及耻骨联合部位，均可以缓解疼痛。

（四）告知临产先兆及入院时间

临产先兆为子宫收缩、见红、流水。指导孕妇除非有医学指征不要过早入院，以免影响情绪和休息。

（五）介绍并鼓励陪伴分娩

除了丈夫的陪伴外，还可请一位能够为分娩提供指导和帮助的“导乐”，实行陪伴分娩。

导乐指一个有生育经验的妇女在产时陪伴产妇，给产妇持续的生理上、心理上的支持及精神上的安慰鼓励；并给予正确的科学的指导和帮助，有利于产程顺利进展。

（六）产时保健要点

1. 第一产程：保持镇静乐观的情绪，正确对待宫缩和阵痛，正确使用呼吸、按摩、放松等方法镇痛。多采取如走、蹲、坐等体位，少躺卧。按时进食，多吃容易消化和高能量的食物，以补充体力。多饮水，定时排空膀胱，以免充盈的膀胱阻碍胎头下降。丈夫的陪伴和支持也很重要。
2. 第二产程：当宫口开全后，产妇要摆正姿势，每次宫缩时，产妇深吸一口气，然后随着宫缩的加强，正确调动腹直肌和提肛肌的力量，向下屏气，争取每次宫缩时能正确用力下屏气 2～3 次，帮助胎儿娩出。
3. 第三产程：以欣喜的情绪迎接宝宝，做到与婴儿早接触、早吸吮。

第五节　孕中、晚期营养指导

一、孕中期营养指导内容

（一）孕中期的膳食营养需求特点

孕中期妊娠反应逐渐减轻并消失，孕妇的食欲增加，胎儿的生长速度加快。因此，该时期需要增加各种营养素的摄入量，尽量满足胎儿迅速生长以及母体营养素贮存的需要，避免营养不良或缺乏对胎儿生长发育和母体健康的影响。

1. 增加热能。

2. 摄入足量的蛋白质。

3. 保证适宜的脂肪供给。

4. 增加维生素的摄入量，多吃矿物质和微量元素丰富的食物。

（二）孕中期饮食安排原则

1. 增加主粮摄入。米面等主粮是热能的主要来源。孕中期胎儿迅速生长以及母体组织的生长需要大量的热能。这均需要由摄入主粮予以满足。为保证孕妇摄入足够的热能和避免维生素 B_1 摄入不足，孕中期必须保证足量的主粮摄入。

2. 增加动物性食品。动物性食品所提供的优质蛋白质是胎儿生长和孕妇组织增长的物质基础。豆类以及豆制品所提供的蛋白质质量与动物性食品相仿，动物性食品提供的蛋白质应占总蛋白质量的1/2～1/3 以上。

3. 多食动物内脏。动物内脏包括肾、心、肝、肚等。它们不仅含有丰富的优质蛋白质，而且还含有某些维生素和矿物质，如血红素铁、维生素 B_2、叶酸、维生素 B_{12}、维生素 A 等，这些物质正是其他食品所含不足者，内脏中以肝脏为最佳。孕中期，孕妇对血红素铁、维生素 B_2、叶酸、维生素 A 等营养素需要量明显增加，为此建议孕中期妇女至少每周选食一定量的动物内脏一次到两次。

4. 增加植物油的摄入。脂类尤其是必需脂肪酸是细胞膜及中枢神经系统髓鞘化构成的物质基础。孕中期胎儿机体和大脑发育速度快速，对脂类及必需脂肪酸的需要量增加，必须及时补充。孕中期妇女还可选择摄入花生仁、核桃仁、葵花子仁、芝麻等油脂含量较高的食物。

5. 少量多餐。孕中期孕妇食欲大增，每餐摄食量可有所增加。但随着妊娠进展，子宫进入腹腔可能挤压胃部，孕妇每餐后易出现胃部饱胀感。对此孕妇适当减少每餐的进食量，做到以舒适为度，同时增加餐次，如每日4～5餐。

6. 预防贫血：孕中期血容量增加很快，容易发生妊娠期贫血。多吃含铁食物，如黑色食物（黑木耳、动物血、肝脏等），同时补充维生素C有利于铁的吸收。

（三）孕中期营养素供给量

热能	10.4兆焦耳（2300千卡）
钙	1200mg
铁	25mg
锌	16.5mg
蛋白质	85g
维生素E	14mg
维生素B_1	1.5mg
维生素B_2	1.7mg
叶酸	600μg
维生素B_6	1.9mg
维生素B_{12}	2.6μg
尼克酸	15mg
维生素C	130mg

视黄醇 900μgRE

维生素 D 10μg

（四）孕中期膳食构成（每日摄入食物量）

主粮（稻米、面） 300～400g

蛋类（鸡蛋、鸭蛋、松花蛋）

50～100g（1～2 个）

牛奶 250ml

畜禽鱼肉 100～150g

动物内脏 50g（至少每周一次）

豆类及豆制品 50～100g

新鲜蔬菜（绿叶蔬菜为主） 300～400g

时令水果 100～200g

植物油 25g

（五）一日膳食举例

早餐 牛奶 220ml（一杯），鸡蛋 50g（一个），白糖 5g（少许）

豆沙包：面粉 100g（二两），豆沙 25g（半两）

早点 红枣莲子花生汤：红枣 20g，莲子 10g，花生 10g

中餐 米饭：大米 150g（三两）

红烧素鸡：素鸡 100g（二两）

青菜猪血蘑菇汤：小白菜 100g（二两）、猪血 50g（一两）、蘑菇 25g（半两）

午点　梨 100g（二两），葵花子 20g（少量）

晚餐　米饭：大米 150g（三两）

清蒸鸡腿：鸡腿 100g（二两）

豆干虾皮炒韭菜：豆干 50g（一两），虾皮 10g（少许），韭菜 150g（三两）

炒莴苣叶：莴苣叶 150g（三两）

全日烹调油 20g、食盐 5g 及调味品适量。

二、孕晚期营养指导

（一）孕晚期的膳食营养需求特点包括

1. 增加蛋白质的摄入。
2. 保证热能供应。
3. 摄入充足的必需脂肪酸。
4. 充足的水溶性维生素，维生素 B_1 尤为重要。
5. 足够的铁供给。
6. 足量的钙摄入。

（二）孕晚期的饮食安排原则

1. 增加豆类蛋白质的摄入。孕晚期除保证畜禽肉、鱼肉、蛋、奶等动物性食品摄入以外，还可多增加一些豆类蛋白质。

2. 多摄入含钙丰富的食物。为满足大量钙的需要，应食用海带、紫菜、虾米、虾皮等食物。紫菜不仅钙含量高，而且富含蛋白质。

3. 注意植物油的摄入。植物油不仅含有丰富的必需脂肪酸，还富含维生素 E。维生素 E 可以避免胎儿发育异常和肌肉萎缩。如多吃些花生、芝麻、核桃以及芝麻油、豆油等。

4. 注意动物肝脏的摄入。其中含有的铁血红素、维生素 B_2、叶酸、维生素 B_{12}、维生素 A 等是孕晚期营养补充的理想食品。

（三）孕晚期营养素供给量

热能	9.6 兆焦耳（2300 千卡）
钙	1200mg
铁	35mg
锌	16.5mg
蛋白质	85g
维生素 E	14mg
维生素 B_1	1.5mg
维生素 B_2	1.7mg
叶酸	600μg
维生素 B_6	1.9mg
维生素 B_{12}	2.6μg

尼克酸 15mg

视黄醇 900μgRE

维生素 D 10μg

（四）孕晚期膳食构成（每日摄入食物量）

主粮（稻米、面） 300～450g

蛋类（鸡蛋、鸭蛋、松花蛋）

50～100g（1～2个）

牛奶 250～500ml

畜禽鱼肉 200g

动物内脏 50g（至少每周一次）

豆类及豆制品 50～100g

新鲜蔬菜（绿叶蔬菜为主） 500～750g

时令水果 100g

植物油 25g

（五）一日膳食举例

早餐 牛奶 220ml（一杯），白糖 5g（少许）

肉包：面粉 150g（三两），瘦猪肉 25g（半两）

早点 面包 50g（一两）

中餐 米饭：大米 200g（四两）

红烧鲫鱼：鲫鱼 100g（二两），生姜、小葱少许

白菜豆腐汤：小白菜 200g（四两），豆腐 100g（二两）

午点　苹果 100g（二两），饼干 25g（半两）

晚餐　米饭：大米 150g（三两）

番茄炒鸡蛋：番茄 150g（三两），鸡蛋 50g（一个）

芹菜胡萝卜炒肉：芹菜 100g（二两），胡萝卜 150g（三两），瘦猪肉 25g（半两）

全日烹调油 20g、食盐 5g 及调味品适量。

第六节　孕中、晚期心理保健指导

一、孕中期心理指导

（一）孕中期的心理特点

进入孕中期，孕妇早孕反应消失，食欲增加，睡眠良好。腹部虽然已明显增大，但孕妇的自我感觉较为舒适，精神、情绪较为稳定。胎动的出现使孕妇感到兴奋和激动。

（二）孕中期常见心理的问题

1. 依赖性增强。把自己放在被照顾的地位，常误认为少活动、多养息才有利于自己和胎儿的健康平安，就连一般工作及家务活都不敢做。

2. 移情现象。孕妇会将自己的情感关怀全部倾注到腹中的新生命上。虽然她仍然依赖丈夫，甚至比以前更依赖，但她只是希望从丈夫那里得到所需要的情感关怀，却会忽略对丈夫的情感关怀。

3. 接受常规的唐氏综合征筛查、糖尿病筛查和B超大畸形筛查后，往往会对检查结果焦虑不安。

（三）心理问题的表现特征

孕妇常显示出一种以我为中心的倾向，依赖成性，处处要求家人和丈夫的照顾。出现焦虑情绪时，担心的焦点往往集中在胎儿上，表现为烦躁、紧张和恐惧、疑虑，严重时不仅影响正常的生活秩序，还会导致食欲下降、失眠等。

（四）心理保健指导

1. 指导孕妇通过生活、工作和休息的适当调整，保证良好的心理状态。健康的孕妇仍然能正常上班，可以从事一般家务劳动，不要过分依赖，这样对于改善心理状态也有益。

2. 指导孕妇按时到医院接受产前检查，通过与医生的交流，了解自身和胎儿的情况，有利于调整焦虑情绪。

3. 通过胎教，建立与胎儿的亲密关系：胎儿已经具备许多感知觉的能力，所以通过说话、抚摸、冥想等方式与胎儿做接触，有利于对孩子的认同与接受，并且也有助于孩子出生后的亲子互动。

4. 让自己美丽、快乐：外表的装扮常与人的内心互相起作用，孕妇可选择合适的衣服，打扮自己，有利于提高情绪，充满魅力。

5. 用各种自己喜爱的方式让自己快乐：经常找一些有趣的事情来做很重要，如听音乐、阅读、逛街购物、散步游玩，或是与好友一起聚聚聊天都可以。

二、孕晚期心理保健指导

（一）孕晚期心理特点

进入孕晚期以后，孕妇子宫已经极度胀大，各器官、系统的负担也接近高峰，由于体型变化和运动不便，心理依赖性更强，希望寻求保护，引起他人重视。特别是由于临近预产期，既迫切期待分娩以终止妊娠，同时伴随着对本人及胎儿安全担心的恐惧，使孕妇处于兴奋与紧张的矛盾之中。

（二）孕晚期常见心理问题

1. 分娩恐惧心理。担心分娩是否顺利，对分娩过程的痛苦充满恐惧。

2. 对新生命的担忧。担心胎儿生长发育是否正常，出生后是否健康聪明等。

3. 对母乳喂养的担忧。怕自己不能胜任母乳喂养的任务，担心自己没有足够的乳汁，足够的时间，又担心喂奶影响自己的体型等。

（三）心理问题的表现特征

情绪不稳定、精神压抑或焦虑，甚至会因心理作用而自感全身无力，即使一切情况正常，也不愿活动。

（四）心理保健指导

孕晚期心理保健应注意以下问题：

1. 学习知识，增强信心：了解分娩原理、分娩过程及有关科学知识。克服分娩恐惧最好的办法是让孕妇了解分娩的全过程以及可能出现的情况，对孕妇进行分娩前的有关训练，设立分娩准备教育课程，让孕妇及其丈夫接受有关的医学知识，正确认识“十月怀胎，一朝分娩”是正常的生理过程，怀孕、分娩不是病，从而减轻和避免孕妇对分娩常有的恐惧和精神负担，提高对分娩阵痛的承受力，有效地减轻心理压力，解除思想负担，使孕妇以轻松、愉快的精神状态，迎接小生命的降临。

2. 以积极的情绪，作好分娩准备：分娩的准备包括孕妇生理上、心理上和物质上的准备。准备的过程也是对孕妇的安慰。如果孕妇了解到家人及医生为自己做了大量的工作，并且对意外情况也有所考虑，那么，她的心中就应该感到宽慰。

孕妇应稳定情绪，保持心绪的平和，安心等待分娩时刻的到来。孕晚期特别是临近预产期时，孕妇的丈夫应留在家中，使妻子感到有所依托。

身体没有意外情况时，不宜提早入院。孕妇入院后较长时间不临产，会有一种紧迫感，尤其看到待产室内其他人已经分娩，也是一种刺激。另外，产科病房内的每一件事都可能影响孕妇的情绪。

3. 参加母乳喂养知识讲座，增强母乳喂养的信心：从理论和现实中认识母乳是婴儿最理想的营养品，是其他任何乳类都无法取代的无价之宝；认识哺乳是人类的本能之一，是哺乳类动物繁衍生息过程中重要的生物学活动，几乎每个健康的母亲都有足够乳汁哺育自己的宝宝，从而对母乳喂养产生极大兴趣和强烈愿望，树立哺喂婴儿的信心。

4. 转移注意力，解除忧虑和紧张：根据兴趣做一些转移注意力的事，如编织一件小毛衣、让丈夫帮助布置一个喜欢的居室、和丈夫一起听优美的轻音乐；或漫步于环境优美的大自然中，看夺目的彩霞、如洗的晴空、郁郁葱葱的树木以及五彩绚丽的花朵。这些方法都可镇定孕妇的情绪，一扫忧虑和紧张。

5. 经常散步：孕晚期，最适宜的运动莫过于散步。散步有利于血液循环和神经调节，可安定孕妇的神经系统，放松紧张与焦虑的心态，振奋精神。

第七节 丈夫参与和家庭社会支持

一、孕中期支持

(一) 丈夫的参与

1. 开导妻子：对丈夫来说，如果您的妻子孕后易发脾气，爱和自己吵架，丈夫则不能拉开架式和妻子吵。先克制自己，然后劝妻子克制。丈夫要多给妻子摆事实，讲道理，疏通妻子心中的郁闷。

对于发怒的害处，尤其对胎儿的害处，丈夫要多加提醒，每一位妻子都会爱护腹中的胎儿而放弃发火的。

当孕妇感到内心十分焦虑紧张时，爱心丈夫要“洗耳恭听”她的喋喋不休的宣泄，不要表现出不耐烦的样子。这样，也可使孕妇的情绪得到抚慰和安定。发怒是由强烈的刺激引起的一种紧张情绪。丈夫要尽量避免让妻子受到这种强烈刺激，多创造缓解孕妇紧张情绪的外环境，引导妻子学会自我放松和自我平衡。同时，丈夫要多开动脑筋，丰富妻子的业余生活，提高妻子的处世能力。

2. 照顾妻子：丈夫要对妻子多方面地体贴和照料。既要在精神上给予安慰，又要在物质上多下功夫。丈夫要多为妻子准备一些适口、清淡、易于消化的食物。丈夫还要尽量说些风趣的话，讲些幽默的故事和笑话，使妻子心情开朗。丈夫在这个时候可不能计较妻子的“无名之火”，千万不能和妻子一般计较。要多陪妻子散步，让她多呼吸点新鲜空气，这样对胎儿大有益处。丈夫的一片爱心，是妻子消除烦躁心理的一剂良药。

3. 体贴妻子：妊娠前期和后期，夫妻同房易引起流产、早产或阴道感染。妇女在妊娠期对性的要求多半不高，因而节制房事的主要责任在丈夫身上。孕中期也不适合太频的性生活，所以丈夫多以克制为本，宽大为怀，积极为妻子创造一个安静、舒适的环境，尊重妻子的意思，帮助妻子顺利度过十月怀胎期。

4. 帮助妻子：包揽家中的重体力工作，如弯腰提重物、高处取东西、打扫门窗等。还要帮助准妈妈系鞋带。当妻子由于妊娠而心情忧郁时，做丈夫的此时可别被妻子的情绪所感染，相反要多体谅和理解妻子。妻子情绪上的变化，很大程度是由生理上的变化引起的。对情绪低落的妻子，丈夫要尽量表现出宽宏和温馨，引导妻子控制自己的情绪，转移妻子对烦恼事情上的注意力。尽量多陪妻子做一些开心的事，和妻子一起读有关书籍，欣赏音乐，和妻子到户外重温一下恋爱时的梦，这样既可以增进夫妻之间的感情，也会使妻子心里充满爱意和甜蜜，妻子的这种情感会随时传递给腹内的胎儿，使胎儿在一片爱心中茁壮成长。

5. 督导妻子：做好与优生相关的其他服务，如定期陪伴妻子去医院进行产前检查，一起参加孕妇学校的产前培训，了解分娩的相关知识；给妻子准备搭配合理的、有营养的饭菜；积极参与胎教，每天定时与宝宝沟通；每天睡前，给准妈妈做一些放松的按摩，像揉揉后背、揉揉肩，按摩一下腿和脚，不要在意手法是否专业，只要让准妈妈感觉舒适就好。

（二）家庭与社会参与

1. 营造良好的家庭环境，让孕妇心情愉快。
2. 注意膳食营养，满足孕妇的特殊需求。
3. 医护人员在服务中要热情周到，尊重孕妇的个体需求，要反复耐心地向孕妇及其家属讲解各项检查的结果，以减轻孕妇及家属的焦虑程度。
4. 职业场所的人员、社区及其他各方面与孕妇相关人员应注意对孕妇表示尊重、关心、照顾和帮助。

二、孕晚期支持

（一）丈夫参与

孕晚期是新生命即将出世前的“最后冲刺阶段”，准爸爸应当：

1. 理解与帮助：在妊娠最后阶段，孕妇可能会喋喋不休，这是宣泄不良情绪的合理渠道。丈夫要理解妻子情绪上的波动，耐心倾听妻子诉说，给予妻子精神上的鼓励和安慰，打消其心中顾虑，特别是在孩子的性别上不要给妻子施加压力。

孕晚期庞大的腹部和紧绷的腹壁会给孕妇造成多种不适，丈夫要帮助准妈妈洗浴、轻轻按摩腰腿；可在晚间为妻子轻抚腹部，一方面是与尚未谋面的宝宝交流，另一方面又减轻了妻子的不适，使妻子的依赖心理得到满足，焦虑情绪得到改善。

2. 督导与支持：提醒并尽量陪伴妻子每周去医院接受产前检查，学会记录胎动和用听筒听取胎心，平日认真观察妻子的身体情况，如果出现阴道出血、严重头痛、严重呕吐、高烧时，应立即送医院诊治。

丈夫要关心临近分娩时孕妇的思想情绪，多和孕妇谈心，鼓励孕妇树立自然分娩的信心并做好临产住院的各种准备。经常陪伴准妈妈，尽量不出远门。

（二）家庭与社会支持

1. 孕妇的母亲、婆婆最好能现身说法，让孕妇了解分娩过程，做到心中有数，避免紧张与担忧。

2. 医护人员在服务中注意多沟通，并提供相应的咨询与教育。

3. 职业环境及与孕妇接触的相关方面人员给予更多的关心与照顾。

三、分娩时的丈夫参与

研究表明，丈夫如果参加过产前培训，并全程陪伴分娩，会使妻子在产程中疼痛减轻。而自己也会体验一次全新的经历，从而感觉幸福、激动、快乐。因此为了迎接健康的宝宝，准爸爸的参与分娩非常重要。

1. 在临产早期可以帮准妈妈洗个热水澡，最好是淋浴。

2. 学习分娩有关的知识，在心理上做好充分准备。

3. 准爸爸要关心临近分娩时孕妇的思想情绪，多和孕妇谈心，鼓励孕妇树立自然分娩的信心。

4. 还要对自己的工作做好安排，亲自陪妻子去医院分娩。

第五章　第一次产褥期保健服务的适宜技术

产褥期是指产妇分娩结束到全身各系统（乳房除外）恢复到非妊娠状态，一般约6～8周。这期间，产妇要适应全身各系统所发生的明显变化如子宫复原、血容量恢复正常以及乳汁分泌等，还要担负起哺育新生儿的责任，身心负担都比较重。为了产妇顺利康复、新生儿健康成长和母乳喂养的成功，孕产期系统保健服务中要求在产褥期内进行一次产后访视和产褥期保健指导。

第一节　产后访视的适宜技术

时间与地点：产后访视安排在产妇出院后7天内到产妇家中进行。如有需要可根据情况增加一次。

服务要求包括以下方面：

一、访视包装备

必备物品：血压计、听诊器、体温计（口表、肛表）、75％乙醇、乙醇棉球、消毒棉签、塑料布、一次性消毒手套、婴儿秤、布兜、电筒。

附带物品：两把镊子、拆线剪刀、处方、母乳喂养指导资料、新洁尔灭溶液。

生活用品：一次性鞋套、一次性垫臀纸。

二、访视流程

1. 社区访视人员应统一着装，佩带上岗证。

2. 按门铃或敲门、自我介绍、说明来访目的，与产妇及家属沟通，取得信任。

3. 进入产妇家，在接触母婴之前先清洁双手。

三、产后访视时的观察和检查

先查新生儿，后查产妇。

（一）新生儿

1. 观察一般情况、面色、精神、呼吸、哭声和吸吮情况。

2. 测体温、称体重、听心肺、检查头颅部、口、眼、鼻、耳，脐部及臀部有无感染。

3. 边检查边询问有关病史，询问新生儿出生孕周、出生体重、有无窒息、计划免疫、出院后的喂养、睡眠、大小便，新生儿听力、视力和代谢性疾病筛查结果等情况。

（二）产妇

1. 观察产妇的一般情况、精神状态和心理是否有抑郁症状。

2. 了解本次分娩过程、分娩方式、胎产次、会阴切开或腹部伤口情况、有无产后出血、感染等异常情况。

3. 测量体温，必要时测血压。

4. 检查乳房、乳头、乳量。

5. 查子宫底高度、有无压痛，腹部及会阴伤口。

6. 观察恶露的量、色、性状。

7. 观察产妇喂奶的全过程。

四、访视记录

访视结束应将观察和检查结果详细、完整的记录在《孕产妇健康档案》的“产后访视记录表”上（见附件一表5）。同时，在《社区孕产妇保健服务登记本》和《孕产妇保健手册》的相关项目内做记录。

第二节　分类评估的依据

通过以上观察和检查进行评估和分类，分为未发现问题（正常）、有一般异常情况和有重点问题三类。分类的依据是通过发现产妇和新生儿的常见疾病的表现特征和危急征象来确定。现将产褥期产妇常见的产科并发症和合并症以及新生儿常见疾病的表现特征和危急征象介绍如下：

一、产妇的常见疾病和表现特征

（一）子宫复旧不全

正常产褥期内子宫体积逐渐缩小，5～6周后恢复到正常大小。如果子宫复旧功能障碍，则引起子宫复旧不全，一般由于胎盘胎膜残留，蜕膜脱落不全；子宫内膜或盆腔感染；子宫位置异常，过度后屈或侧屈；恶露引流不畅以及合并子宫肌瘤；多胎妊娠、巨大儿、羊水过多引起。

（二）会阴伤口愈合不良或硬结

会阴伤口处可出现疼痛而不能取坐位；局部发硬、压痛明显、或伴有伤口愈合不良，常由于轻度感染所引起。

（三）痔疮

因为妊娠后随着子宫的增大腹压增加，特别是妊娠后期，下腔静脉充血扩张，尤其是分娩时，产妇屏气用力极易发生痔嵌顿。痔嵌顿后，内痔脱出肛门外，不能自行复位而充血水肿，脱出的内核也刺激肛门周围的末梢神经，使之肿胀疼痛。

（四）产后便秘

由于分娩时盆腔肌肉及肛门周围肌过分紧张；产后因外阴疼痛或痔疮疼痛而不敢大便；加上产后卧床，活动减少，腹壁松弛，进食少渣食物等，易发生产后便秘。

（五）产后尿潴留

正常产妇一般于分娩后 4～8 小时可以顺利地排出小便，但有的产妇会发生排不出小便或排尿不净的现象，致使尿液在膀胱潴留，称为“尿潴留”。尿潴留发生的原因是多方面的：有产程太长，胎头压迫膀胱而使膀胱内膜水肿、充血，暂时失去收缩力；有因会阴伤口疼痛，反射性地引起尿道括约肌痉挛。

（六）产褥感染

产褥感染指产褥期内（产后 42 天）生殖道创面受感染所引起的局部或全身的炎症性变化。严重的产褥感染是产妇死亡的四大原因之一，临床表现为：

1. 全身症状：分娩 24 小时后的最初 10 天内，体温有两次达到或超过 38℃，称为产褥病。主要是产褥感染，也可能是生殖系统以外的感染，如呼吸道、泌尿系统、乳腺感染等。所以凡是发热的人都要做仔细的鉴别诊断。

2. 局部症状：因感染的部位及范围不同而异。

(1) 外阴、阴道：会阴部可出现疼痛，常不能取坐位，可有低热。局部伤口红肿、发硬、压痛明显、或伤口裂开，伴有脓性分泌物。阴道裂伤部位的感染表现为粘膜充血、溃疡、脓性分泌物增多。

(2) 宫颈炎：宫颈裂伤感染向深部蔓延，可达宫旁结缔组织，引起下腹部的疼痛。

(3) 急性子宫内膜炎、子宫肌炎：子宫复旧不良、宫底部有压痛、恶露有臭味甚至有脓性分泌物，高热、头痛、白细胞增高。

(4) 急性盆腔结缔组织炎：子宫旁充血、水肿、形成炎块，下腹部出现明显压痛，高热不退，白细胞持续升高。

(5) 急性盆腔腹膜炎：炎症继续发展，形成盆腔腹膜炎，继而可发展成弥漫性腹膜炎。出现全身中毒症状，如高热、恶心、呕吐、腹胀；检查时下腹部有明显压痛、反跳痛。直肠子宫陷凹形成局限性脓肿时，若波及肠管与膀胱可出现腹泻、里急后重与排尿困难。

(6) 血栓性静脉炎：多于产后 1～2 周发病。病变在下肢的股、腘或大隐静脉时，有下肢疼痛，局部静脉压痛或触及硬索状，下肢水肿，皮肤发白，习称“股白肿”。单侧居多。如果病变发生在盆腔内静脉，则表现为弛张热、寒战，症状可持续数周或反复发作。

以上表现通过腹部、盆腔及会阴伤口等全身与局部的检查，可确定感染的部位和严重程度。

（七）晚期产后出血

分娩 24 小时后，在产褥期内发生的子宫大量出血，称晚期产后出血。以产后 1～2 周发病最常见，亦有迟至产后 6 周发病者。

阴道流血量可为少量或中等量，持续或间断；亦可表现为急骤大量流血，同时有血凝块排出。可伴有低热、寒战，且常因失血量过多导致严重贫血甚至出血性休克。常由于子宫胎盘附着面感染或复旧不全，胎盘、胎膜残留，剖宫产子宫切口感染或坏死所引起。

（八）急性乳腺炎

哺乳期细菌进入乳腺，可引起乳腺炎症。常于产后 7 日发病，可出现畏寒、发热，患侧乳房肿胀、疼痛，多为跳痛。感染灶常局限于一侧乳房的某一象限，该处皮肤发红，有明显肿块，质硬触痛；常伴同侧的腋下淋巴结肿大并有压痛。血常规示白细胞增加。

（九）产后抑郁症

产后抑郁症是由于妊娠和分娩引起的生理、心理和社会角色方面的巨大变化，若产妇在这一特殊时期不能调整适应，就有可能出现的精神障碍性疾病。其发病率最近有升高的趋势。

产后抑郁症的主要临床症状除有一般抑郁症状如悲伤、沮丧、哭泣、孤独、焦虑、恐惧、易怒外，还可能有以下的表现特征：白天情绪低落，夜晚情绪高涨，呈现昼夜颠倒的现象。几乎对所有事物失去兴趣，感觉到生活无趣无味，活着等于受罪。食欲大增或大减，体重增减变化较大。睡眠不佳或严重失眠，因此白天昏昏欲睡。精神焦虑不安或呆滞，常为一点小事而恼怒，或者几天不言不语、不吃不喝。身体处于异常疲劳或虚弱状态。思想不能集中，语言表达紊乱，缺乏逻辑性和综合判断能力。有明显的自卑感，常常不由自主地过度自责，对任何事都缺乏自信。

现将产褥期常见的并发症和合并症的表现特征以及危急征象和提示疾病列表如下（见表5、表6）。

表5　产褥期常见的并发症和合并症的表现特征及其提示的疾病

表现特征	提示的疾病
产后10天内体温两次在38℃以上	产褥病
会阴伤口疼痛、有硬结	会阴伤口轻度感染
宫底有压痛、恶露有臭味	子宫内膜炎
高热、寒战、下腹部有明显压痛，一般感染经治疗无好转者	产褥感染
一侧下肢水肿	下肢血栓性静脉炎
乳腺肿块发热、经一般处理无效	乳腺炎
阴道出血特别是剖宫产产后	晚期产后出血
悲伤、沮丧、哭泣、孤独、焦虑、恐惧、易怒、自责自罪、处世能力低下	产后抑郁症

表6　产褥期危急征象及其提示的疾病

危急征象	提示疾病
产后高热、寒战	产褥感染
产后大出血	晚期产后出血

二、新生儿常见异常情况

（一）脐部感染

脐部有分泌物提示脐部有轻度感染；若出现脐部红肿，有黄色分泌物说明脐部发炎。

（二）黄疸

新生儿巩膜黄染，可分为三类：

1. 生理性黄疸：7～10 天逐渐消退。

2. 病理性黄疸：7～10 天不消退反加深。

3. 母乳性黄疸：2 周后黄疸消退慢，但新生儿一般情况好，体重增长满意，大便颜色正常，3 周到 3 月后自然消退。

（三）鹅口疮

新生儿口腔粘膜娇嫩，容易发生感染，当孩子口腔粘膜或舌面上出现白色如奶块样物，用棉签不易擦掉时，医学上称鹅口疮，这是因为口腔受到白色念珠菌的感染所致。

（四）红臀

是新生儿期常见的皮肤病，主要是臀部常受潮湿尿布摩擦，及排出物中的尿素被细菌分解成碱性的氨刺激皮肤所致。轻者皮肤发红，重症可发生表皮糜烂、渗出甚至感染。

（五）有先天性疾病

如：髋试验阳性提示髋关节脱臼；心脏区有明显杂音提示有先天性心脏病。

（六）听力、视力筛查有问题

第三节 分类处理

一、产妇的分类处理

（一）康复正常者

进行常规产褥卫生、母乳喂养、产后营养、产后心理指导。

（二）有一般异常情况者的处理

1. 子宫复旧不全

（1）产后鼓励产妇早起床、早活动，如产后早哺乳、适当活动、做产后保健操等。

（2）休息，取半卧位，以利于恶露引流。

（3）适当选用子宫收缩剂如益母草、产复康等。

（4）抗生素预防感染可应用口服抗生素，首选青霉素和氨基糖苷类。

2. 会阴伤口愈合不良或硬结

（1）局部用95%乙醇湿敷或50%$MgSO_4$湿热敷，每天两次。

（2）保持会阴部清洁、干爽，内裤常换常洗。

3. 痔疮

（1）产后及早下床活动，饮食上要适当多吃纤维素含量较多的蔬菜，如芹菜、白菜、菠菜、萝卜等，避免再吃辛辣等刺激性食物，每天保持大便通畅，防止发生便秘。

（2）温热水坐浴或湿敷，熏洗完毕后，侧卧位，用痔疮膏涂于嵌顿的痔核上，用手轻轻按摩，使嵌顿在肛门外的痔核全部进入肛门，必要时用纱布卷压迫、胶布固定，以免脱出。

（3）如有便秘，可服用一些缓泻药如麻仁丸、蓖麻油、液体石蜡等。

4. 产后便秘　鼓励下床运动，多吃蔬菜水果，必要时可用缓泻剂。

5. 产后尿潴留

（1）鼓励产妇多饮水，增加尿量，定时小便。

（2）采取以下方法诱导排尿：

①听流水声：利用条件反射缓和排尿抑制，使病人产生尿意促使排尿。

②热敷法：将热毛巾或热水袋置于病人下腹部膀胱区。

③热气熏蒸外阴部：病人取蹲位，将盛有开水的水盆置于病人会阴部，利用水蒸气刺

激尿道口周围神经感受器而促进排尿。

④肌肉注射新斯的明：新斯的明对膀胱平滑肌的兴奋作用较强，可为产后尿潴留的病人肌肉注射新斯的明0.5～1mg，以促使膀胱平滑肌收缩而排尿。

⑤导尿并留置导尿管：在诱导排尿无效时，采用无菌导尿术留置导尿管 3～7 天，使膀胱及括约肌得到充分休息，同时预防性应用抗生素。

6. 早期乳腺炎

(1) 尽快排空乳汁，用如意黄金散热敷。乳腺炎并非乳腺管内的发炎，可以继续哺乳。用胸罩将乳房托起，尽量使乳汁排空。

(2) 局部冷敷，同时用抗生素如普鲁卡因青霉素 80 万 u/次，肌注，每日 2 次，连续治疗3～5 天。

7. 对产后抑郁症状者使用抑郁自评量表进行测定。同时重视产妇的心理保健，避免精神刺激。鼓励指导母乳喂养；协助新生儿护理指导，减轻产妇的体力和心理负担。

二、新生儿的分类处理

（一）正常新生儿

进行喂养、护理、沐浴和预防接种指导，预约30天后转儿童保健继续随访。

（二）早产儿

出生后一般留住院，指导家属接出院后立即与社区儿保联系加强随访。

（三）有异常情况的新生儿

1. 脐部感染：保持脐部清洁干燥最重要，若出现分泌物，用95%乙醇擦干，脐根出现红肿或分泌物带臭味局部处理后即送医院就诊。
2. 黄疸：生理性黄疸不需处理。母乳性黄疸可以继续哺乳；病理性黄疸需转儿科诊治。
3. 鹅口疮：用3%苏打水清洗口腔患处后用2%咪康唑涂口腔患处。
4. 红臀：勤换尿布，保持臀部皮肤清洁干燥，每次大便后用温水洗臀部，然后用红臀软膏涂于臀部，保持干燥；也可用复方康纳乐霜或2%咪康唑每日涂一至二次。

（四）有以下重点问题的新生儿须转院诊治

1. 有先天性疾病如髋关节脱臼、先天性心脏病者。

2. 听力、视力筛查有问题者。

第四节　产褥期保健指导

一、一般保健指导

（一）休养环境

产妇居住的房间要安静、舒适、清洁，保持空气流通。室温调节要合理，夏天防中暑，冬天防煤气中毒。

（二）休息与运动

产妇要有充足的睡眠时间，保证产后体力的恢复。经常变换卧床姿势，不要长时间仰卧，以防子宫后倾。正常分娩的健康产妇，产后第二天可下床活动，根据身体状况，逐步增加活动范围和时间，同时开始做产后体操。产后早运动能促使产妇全身各器官功能的恢复；加快子宫收缩和恶露排出；锻炼腹壁和骨盆底肌肉；促进肠蠕动，增加食欲。产妇如有大出血、发烧、严重合并症与并发症，会阴严重裂伤等异常情况时，不宜做产后体操。

产后体操须循序渐进，做法如下：

产后第一天做抬头运动；第二天两臂内外展；第三天伸臂过头；第四天单腿屈曲练习；第六天双腿屈曲；

第七天两股直开。

（三）个人卫生

做好个人卫生是避免产褥期感染的重要措施。产妇出汗特别多，要注意皮肤的清洁、干燥，勤擦身，勤换衣服和被褥。每天两次用温开水清洁会阴部，经常更换卫生巾。要注意口腔卫生，做到早晚刷牙，每次进食后要漱口。经常梳头可促进头部血液循环，有利于头发新陈代谢。洗澡勿用盆浴。

二、母乳喂养指导

母乳是婴儿最经济、最理想的食物，既能为婴儿提供丰富的营养及大量的免疫物质，促进婴儿健康成长，使婴儿少得疾病，同时可促进母亲子宫收缩，减少产后出血，抑制排卵，延长哺乳期的闭经，还能促进母子间的感情。因此，婴儿6个月内要坚持用母乳喂养。

（一）正确的喂奶姿势

哺乳时母亲可以采用不同的体位，或坐或卧，但必须注意以下几点：

母亲的体位要舒适，全身要放松；母婴必须紧密相贴，即胸贴胸，腹贴腹，婴儿下巴贴母亲的乳房，头与双肩朝向乳房。嘴与乳头在相同水平上。

（二）正确的含接姿势

哺乳时母亲应将整个乳房托起，用乳头去触婴儿面颊或口唇周围的皮肤，引起觅食反射。当婴儿张口时，迅速将乳头和乳晕送入婴儿口中，使婴儿将整个乳头和几乎全部乳晕含入口中，将乳头和乳晕牵拉成一个比原来乳头更长的奶头，吸吮时舌头抵上颚挤压乳晕，将乳窦内的乳汁压出。当婴儿含接姿势正确时，母亲不会感到乳头痛，婴儿的吸吮轻松愉快，缓慢有力，能听到孩子的吞咽声。

（三）喂奶方法

每次喂奶应左右乳房轮流吸吮，并先吸空一侧乳房后再换另一侧。每侧乳房吸 10 分钟左右，总共喂奶约 15～20 分钟，最多不超过 30 分钟。如果喂奶时间太长，吸吮空乳，乳儿会将空气吸入胃中而引起吐奶。每次哺乳后，挤出乳房内多余的乳汁，能避免发生乳房肿块，还能促进泌乳。

如果一侧乳房有疾病，如乳头皲裂、乳房炎症等，应先让婴儿吸吮正常一侧乳房后再吸另一侧乳房。

（四）判断婴儿是否吃到了足够的乳汁

以下几点可作为衡量指标：

1. 喂奶时能听到婴儿的吞咽声。

2. 母亲有泌乳的感觉，喂奶前乳房饱满，喂奶后较柔软。

3. 婴儿尿布 24 小时尿湿 6 次以上。

4. 婴儿经常有软的大便，少量多次或大量一次。

5. 在两次喂奶之间婴儿很满足、安宁，婴儿眼睛明亮，反应灵敏。

6. 婴儿体重每周增加 125 克（2.5 两）。

（五）母乳喂养常见问题的处理

1. 乳头皲裂：主要是由于婴儿吸吮时含接姿势不正确所引起，如用肥皂或乙醇擦洗乳头也容易引起皲裂。这种情况发生后仍应继续喂哺，但要注意纠正婴儿的含接姿势。应先给孩子喂不破损或皲裂较轻一侧。喂完后挤一滴乳汁涂在乳头上并暴露于空气中晾干，能促使破裂处愈合。

2. 乳管阻塞并有痛性肿块：如果出现这种情况，仍要继续让婴儿经常在乳房上吸吮。先吸有阻塞的一侧，因为婴儿饥饿时吸吮力会大一些。乳房在吸吮前可在局部予以热敷，吸吮时可进行从肿块向乳头方向的按摩，促使乳管畅通，一般 1～2 天内肿块可能消除。

3. 奶不足：奶不足主要与喂哺次数过少，吸吮时间过短有关，因此更应尽量多喂、勤喂，乳汁分泌便会增加，注意正确喂哺姿势和技巧；合理营养和休息都是必要的。千万不要轻易过早地给婴儿添加水或奶制品。

4. 婴儿吐奶和溢奶：新生儿的胃几乎呈水平位，胃部肌肉发育还不完善。特别是贲门部括约肌比较松，所以当胃部充满乳汁，特别还混有因婴儿啼哭或吸吮时吞入的空气时，奶就容易返流出来。因此，每次喂哺后都应将婴儿竖抱起来，靠在自己肩上，轻拍婴儿背部，使之将胃中的气体吐出来（打嗝）就可避免吐奶。躺时应取右侧卧位并将上半身垫高。

三、新生儿护理指导

新生儿是十分娇嫩的，免疫能力低下。为新生儿营造一个清洁、安静、空气新鲜的环境。母乳喂养、充足的睡眠、注意保暖和预防感染是护理中的重点。

（一）注意保暖

室温要调节恰当，婴儿的衣着和被褥要适宜，暴露部位如头面部对寒冷刺激很敏感，在室温低时戴帽可减少热量散失。

（二）注意观察

观察新生儿的睡眠、呼吸，大小便的性状和有无眼分泌物、鼻塞、口腔内有无白点。

（三）皮肤护理包括

1. 在进行皮肤护理时，切勿使用带有刺激性的护肤品，应用品质纯正温和的婴儿护肤用品、沐浴露及“无泪配方”的洗发精。

2. 在阳光强烈的季节户外活动时，替婴儿戴上帽子，或使用遮阳伞。

3. 应及时清洁大小便，保持婴儿臀部皮肤清洁干燥，使用婴儿护臀霜形成保护摸，避免大小便对皮肤的直接刺激。

4. 经常沐浴更衣，搽婴儿爽身粉；气候干燥时，使用婴儿润肤油或润肤露。

（四）婴儿沐浴指导

1. 沐浴前准备要注意：

（1）室温：婴儿的体温调节系统和免疫系统尚不完善，易受凉感冒，沐浴前应注意室内保暖，最适当的室温应保持在 28℃。冬天可以打开空调或取暖器，防止宝宝在洗澡时受冻。

（2）环境：沐浴应选择一安全干净的地方，所谓安全是指在沐浴区周围必须避免放置障碍物，以防在沐浴前后抱起时碰伤婴儿。

（3）物品：一条大浴巾、二条小毛巾、婴儿隔尿垫巾、婴儿沐浴露、婴儿洗发精、婴儿爽身粉或婴儿润肤露、婴儿润肤油、护臀霜、安全别针、尿布、婴儿软发刷、卫生消毒棉签、75％乙醇。

2. 沐浴程序为：

（1）应先放冷水，再加热水，然后用手指或腕部试水温（水温 38℃～40℃为宜）。

（2）脱去衣服，但留下尿布，用毛巾裹好身体。

（3）用温湿清洁的棉花球清洁眼睛，由鼻梁侧向外洗涤，每次换用新的棉花球。

（4）用软毛巾从中央部分向两侧洗脸，用过的部分不能反复使用。

（5）洗完脸部开始洗头。用左臂夹住婴儿的身体并用左手掌托稳头部，用拇指及食指将宝宝耳朵向内盖住耳孔，防止水流入，造成内耳感染。右手抹上无泪型婴儿洗发精，柔和地按摩头部，然后冲洗抹干。一些婴儿因皮脂腺分泌旺盛，在头部会形成一层白色如头垢样物质。注意不能用手抠，可用婴儿润肤油涂于头部，用毛巾裹住0.5～1小时后，再用洗发精清洗头发即可清除。

(6) 把5～10ml婴儿沐浴露倒入浴水搅拌或给婴儿全身涂上沐浴露，然后去除尿布，把他（她）轻轻放入水中，左手用软毛巾洗婴儿肌肤，特别是皮肤皱褶处如颈部、腋下、腹股沟。在清洁女婴的下半身时，应从阴部洗到肛门的地方，而不要从后往前洗，如婴儿的脐带未脱落，不能将婴儿全身浸入水中洗澡。而应将婴儿上、下身分开来洗，避免脐部浸湿。

(7) 沐浴后抹干全身，用75％乙醇处理脐部：用双手指分开脐部，先用一根清洁的卫生棉签沾75％乙醇在脐根处由中心向周围画圈消毒脐部，然后换一根棉签重复一次。其后在身体皱褶处涂抹婴儿爽身粉，在婴儿小屁股上抹婴儿润肤露或润肤油，注意不应将润肤露和粉一起使用，这样会阻塞毛孔，引起皮疹。

(8) 最后给婴儿用上尿布。注意置尿布时，不应将尿布覆盖于脐带上。防止尿湿脐部，然后穿上衣服，用宝宝专用的发梳来梳理他（她）的头发。

四、督促听力筛查有问题的新生儿进行复查，梅毒(RPR)筛查阳性者的复查

五、预约婴儿预防接种及满月时转儿保门诊随访管理

第五节　产褥期乳母的营养指导

一、产褥期营养需求特点

进入产褥期产妇既需要恢复分娩所消耗的体力和带来的疲劳，又要开始承担起哺育新生儿的繁重任务，对营养的需求是比较高的。合理的营养有利于产妇的顺利康复，保证乳汁的正常分泌并维持乳汁质量的恒定。

由于乳汁中各种营养成分全部来自母体。乳母营养好时，分泌乳汁多，乳汁中热能、蛋白质和脂肪等营养素的含量亦高，氨基酸的组成模式也较完善，有利于婴儿的生长发育。倘若乳母营养素摄入不足，则将动用母体内的营养素贮备以维持乳汁营养成分的恒定。

二、乳母的膳食营养要注意

1. 增加热能摄入量。
2. 补充优质蛋白质。
3. 摄入充足的脂肪。
4. 保证矿物质供给。

三、乳母饮食安排原则

1. 哺乳期膳食应当尽量做到搭配合理、摄入量充足，以满足母体自身和哺乳期对营养素的需要。
2. 保证充足的水分摄入。乳母每天摄入水分与乳汁分泌量有密切的关系。水分不足会直接影响乳汁分泌量。乳母每天除饮水外，还应该多吃流质的食物，如鸡鸭鱼肉汤。这些汤汁中不仅含有大量水分，而且富含蛋白质、氨基酸、脂肪、矿物质等，对促进乳汁分泌有良好的作用。
3. 保证优质蛋白质的摄入。乳母每天的蛋白质应保证1/3以上来自于动物性食品。对不能达到者可选食豆腐、豆浆等豆制品或花生等硬果类食品补充。
4. 膳食多样化。有些乳母食物比较单调，不能做到多种食品合理搭配。如每天只吃小米粥加红糖，吃鸡蛋，有的甚至每天吃十几个鸡蛋。这样既造成浪费，又不能使乳母获得全面的营养物质。

5. 重视蔬菜和水果摄入。蔬菜和水果含有丰富的水分，还含有维生素 C、纤维素、果胶、有机酸等成分，可防止便秘，促进乳汁的分泌，是其他食品所不能替代的。

四、乳母每日营养素摄入量

热能	11.7 兆焦耳（2800 千卡）
钙	1200mg
铁	25mg
锌	21.5mg
蛋白质	85g
维生素 E	14mg
维生素 B_1	1.7mg
维生素 B_2	1.7mg
叶酸	500μg
维生素 B_6	1.9mg
维生素 B_{12}	2.8μg
尼克酸	18mg
维生素 C	130mg
视黄醇	1200μgRE
维生素 D	10μg

五、乳母的膳食构成（每日摄入食物量）

蛋类（鸡蛋、鸭蛋、无铅松花蛋）	100g～150g（2～3个）
牛奶	250～500ml
动物性食品	250～300g
豆类及豆制品	50～100g
新鲜蔬菜（绿叶蔬菜为主）	500～750g
粮谷类	400～500g
时令水果	100～200g
植物油	30g

六、一日三餐举例

（一）春季

早餐　菜肉馄饨：馄饨皮100g（二两），荠菜100g（二两），猪肉50g（一两）

早点　牛奶220ml（一杯），鸡蛋50g（一个）

中餐　鱼粥：大米100g（二两），青鱼100g（二两），荠菜100g（二两）

午点　鸡蛋羹：鸡蛋50g（一个）

晚餐　鸡粥：大米100g（二两），鸡肉50g（一两），青菜100g（二两），苹果100g（二两）

晚点　鸡蛋面：挂面100g（二两），鸡蛋50g（一两）

全日烹调油 30g、食糖 20g 及调味品适量。

（二）冬季

早餐 牛奶 220ml（一杯），蛋糕 50g（一两）

早点 桂圆蛋汤：桂圆 10g，鸡蛋 50g（一个）

中餐 鸡丝面：切面 150g（三两），鸡肉 100g（二两）青菜 150g（三两）

午点 藕粉 50g（一两），蛋糕 50g（一两）

晚餐 稀饭：大米 100g（二两），菜肉包 100g（二两），肉松 50g（一两），苹果 100g（二两）

晚点 牛奶鸡蛋：牛奶 220ml，鸡蛋 50g（一个）

全日烹调油 30g、食糖 20g 及调味品适量。

第六节 产褥期心理保健

一、产妇心理特点

产妇产后的情绪状态处于心理转换期：育儿的劳累、生活秩序的改变可能引起心情烦躁，做母亲责任的压力以及性反应能力的降低等原因可能使妇女情绪出现低落、情绪不稳、焦虑或抑郁，引起产褥期的心理障碍，因此特别需要做好心理保健。

二、产褥期常见心理问题

产后抑郁是产褥期最常见的心理问题，多在产后 3 天内出现，持续 7 天左右，以后多数产妇的症状可减轻或消失，但也有的持续时间较长；主要表现是产妇在产褥早期出现的以哭泣、忧郁、烦闷为主的情绪障碍。

三、产褥期心理保健指导

1. 家人、亲人多给予产妇一些心理关爱，为产妇创造良好的安静、闲适、健康的休养环境，及时了解和帮助解决产妇在哺育新生儿时的问题和困难。
2. 为产妇准备清淡而营养的产后饮食，使产妇在一餐一饭中的得到营养和爱心。感受被亲人照顾的亲情，有利于产妇身心的健康。
3. 适度运动，快乐心情：打破传统的“坐月子”观念，尽早做适量的家务劳动和体育锻炼。这不仅能够转移注意力，不再将注意力集中在婴儿或者烦心的事情上，更是可以使体内自动产生快乐元素，使产妇的心情从内而外地快乐起来。
4. 保证充足的睡眠，产妇要学会珍惜每一个睡眠机会，创造各种条件，让自己睡个觉。当婴儿安然入睡时，产妇不要去洗洗涮涮，而要抓紧时间睡觉，或闭目养神休息。充足的睡眠能给产妇带来好心情。

5. 自我心理调适：有了孩子后，产妇价值观会有所改变，对自己、对丈夫、对孩子的期望值也会更接近实际，甚至对生活的看法也会变得更加实际，坦然接受这一切有益于帮助产妇摆脱消极情绪。可以做一些自己喜欢做的事情，如看杂志、听音乐等，在自己的爱好中忘记烦恼。

6. 勇敢面对，科学治疗：如果产妇出现较严重的产后抑郁症状，要及时找专科医生诊治，在医生的指导下服用抗抑郁类药物，不要轻视抑郁症的危害性。

第七节 丈夫参与和社会支持

一、丈夫的参与

丈夫要体谅爱抚妻子，产妇要调整好心理状态，顺利度过产褥期。因为新添了小宝贝，新爸爸会感到压力很大，他们会更勤奋地工作，新妈妈要理解丈夫的辛苦和对家庭的奉献，不要认为只有自己“劳苦功高”。而丈夫也应该理解妻子产后身体的变化与照顾宝贝的辛苦，主动分担家务、不能全丢给妻子。夫妻之间要相互理解和交流，不要把对彼此的不满放在心里。

二、家庭与社会支持

1. 家人不要只顾沉浸在增添新宝贝的快乐中而忽略了新产妇的心理变化。要多陪新产妇说说话，及时告诉她育儿的经验，避免手足无措和紧张情绪。
2. 家人尤其是长辈不要用传统的方式误导产妇，如：不能下地、不能出门、不能干活、连电视也不能看，这些都会使产妇越发地感觉到生活乏味单调，加剧抑郁情绪。
3. 医护人员在关心孕产妇的心理状态的同时，也要留心她们的家庭、社会环境，做好亲属的思想工作，共同来关心孕妇的心理状态。对具有产后抑郁症危险因素和病因的孕产妇，应给予及早关注。危险因素包括：年龄＞30 岁；孕期抑郁症状重；既往情绪异常（有经期紧张症或经前期抑郁症）；孕期发生的不良生活事件多；社会支持（周围的支持与帮助）少，尤其是来自丈夫和本人父母的帮助少；不良产史；孕期身体状况不佳（有疾病）；对孕产期保健服务的质量不满意；发育过程因素（童年时代不幸福，处于逆境，早年丧母，孩童时期父母分居者）不良等。

4. 职业环境中人员及其他与产妇相关人员要关心产妇的日常生活与心理状态，鼓励支持产妇母乳喂养。

第六章　第二次产褥保健服务的适宜技术

产后42天是产褥期的结束，产妇应当恢复到非妊娠期的健康状态。这时对产妇进行一次全面的健康检查，以确定母亲身体是否已恢复正常。检查结果，如一切正常，产妇可以结案；如发现异常，应转院治疗。

第一节　产后健康检查的适宜技术

一、观察和询问

1. 询问产后康复及母乳喂养情况；
2. 观察母亲的情绪和神态；
3. 对患有糖尿病、肝病、心脏病、肾病等内科合并症的母亲应了解其相关疾病的症状是否缓解或存在。

二、一般体检

（一）体格检查

测血压、称体重，查心、肺、肝、脾等脏器有无异常，乳房和乳头有无炎症；剖宫产者注意观察腹部伤口愈合情况，有无硬结或异常隆起。

（二）妇科检查

1. 外阴部检查：观察会阴伤口愈合情况、有无阴道前壁或后壁膨出、子宫脱垂等。
2. 阴道窥器检查：观察阴道分泌物的量、色、味，宫颈有无裂伤，宫颈糜烂程度。
3. 双合诊/三合诊检查：扪清子宫是否恢复至非孕状态，输卵管、卵巢等有无炎症、包块。若发现异常，可做B超进一步检查。

三、实验室检查

针对有异常情况者进行必要的实验室检查。如有妊娠高血压疾病的产妇，应予检查尿蛋白；孕期有贫血或有产后出血者，应复查血红蛋白；糖尿病者复查血糖。

四、必要时作心理量表测定

第二节 健康评估和分类处理

通过以上观察和检查进行评估和分类，分为未发现问题、已恢复正常和尚未恢复正常两类。

一、已恢复正常者可以结案

除了记录结果之外，还需进行保健指导。将检查结果详细、完整的记录在《孕产妇健康档案》的“产后42天产妇健康检查记录表”上（见附件一表6）。并在《社区孕产妇保健服务登记本》和《孕产妇保健手册》的相关项目内做记录。

二、尚未恢复正常者

1. 生殖系统尚未恢复正常或发现有异常情况者，则需转至原分娩医院继续治疗，并随访结果转归。

2. 有合并症的产妇，有关脏器的功能如心、肝、肾等功能尚未恢复正常或还有有关症状者，则需转至相关专科继续治疗。

第三节　保健指导

一、恢复性生活问题

产后健康检查未发现异常者可恢复性生活。但如果产后检查发现恶露未净，会阴伤口有触痛、或子宫偏大偏软，复旧欠佳时，应暂缓性生活。在恢复性生活的同时，就应采取避孕措施，避免意外妊娠。因为产后恢复排卵可发生在恢复月经前。一旦怀孕，不但损害产妇健康，也不利于婴儿喂养。

二、节制生育指导

不少女性认为哺乳期是“安全期”，故在哺乳期内过性生活可以不采取避孕措施，这是错误的认识。在哺乳期间发生的闭经称为生理性闭经，虽然月经尚未复潮，但卵巢却有可能恢复排卵，并有受孕可能。据调查，哺乳期内受孕的女性，有1/3是在月经复潮之前怀孕的，俗称暗胎。可见，哺乳期并不是“安全期”，利用哺乳期闭经避孕极不可靠。

因在哺乳期内不采取避孕措施而导致意外妊娠，大多需进行人工流产，此时的子宫软而脆，刮宫手术风险较大，特别容易发生子宫穿孔、出血。如系剖宫产后，风险则更大。因此，产后无论哺乳与否，在准备恢复性生活前均应积极采取避孕措施以免增加不必要的痛苦与风险。

哺乳期避孕推荐的方法有：

（一）男用避孕套

是用乳胶制成的袋状避孕工具。国产的阴茎套有大、中、小和特小号四种规格，直径分别为35、33、31、29mm。初用时可选用中号如不合适再换其他规格。使用前先捏扁瘪套顶端的小囊，挤出囊内空气。将卷好的套袋放在已勃起的阴茎头上，边推边套，直至阴茎根部。射精后，在阴茎尚未软缩前，捏住套口，与阴茎同时抽出。每次使用一个新的、未开封的、保质期内的避孕套，使用时避免指甲、戒指等物刮、划。如需另加润滑剂，应使用甘油等水溶性制剂。

（二）女用阴道隔膜

系用乳胶制成的帽状避孕工具，边缘为弹簧环。按弹簧环外缘直径的毫米数分为 7 种规格（50、55、60、65、70、75、80 号），常用 65、70、75 号三种。由医生根据使用者阴道后穹隆至耻骨联合下缘间的距离选配，并指导如何将隔膜放入阴道，使它恰好嵌在耻骨联合和阴道后穹隆间，凸面覆盖子宫颈。使用前将避孕药膏（含杀精子剂）涂在隔膜两面及弹簧环周围。于性交后 8～12 小时时手指伸入阴道在耻骨联合下钩住隔膜前缘向下拉出。过早取出有可能精子尚存活而受孕，过迟取出对阴道壁有刺激作用。取出的阴道隔膜用清水洗净擦干，如检查无破损后撒上滑石粉，包好，置阴凉处，留待后用。女性使用阴道隔膜，只要方法正确，可以自己戴上和取下，比较方便，又没有异物感，对性交没有障碍，避孕效果很好。

（三）女用阴道套

用乳胶制成，柔软、宽松、袋状。长 15～17cm，开口处有一柔韧外环，套内有一直径 5.5cm 的游离内环。使用时在套内和封闭端涂沫润滑剂。以食指和中指握住阴道套封闭端及内环，沿阴道后壁置入阴道后穹隆前方，挤压并将内环推入阴道深处，使外环贴在外阴处。性交时感到外环移动是正常现象。如感觉外环进入阴道，阴茎从阴道套下方或侧方进入，应取出阴道套，加些润滑剂，重新放置。事后，握住外环，旋转一周使套口封闭，轻轻拉出，丢弃。

（四）女用宫内节育器

也叫避孕环，是放置在子宫内的一种避孕工具。正常阴道分娩后 3 个月、剖宫产后 6 个月，可以去医院请医生选择适合的宫内节育放置，能起到较好的避孕作用。

（五）哺乳期内不能采用避孕药物避孕

因为药物成分会通过母乳影响婴儿。避孕药中的雌激素抑制促乳素的分泌，使乳汁减少，所以哺乳期的女性不宜采用一般的避孕药。

三、坚持纯母乳喂养 6 个月

每个健康的母亲都会有足够的乳汁来喂哺自己的婴儿，因此，不要担心孩子口渴或吃不饱。母乳中含有足够的水分，即使夏天也能满足婴儿的需要，加了水或牛奶以后，会减少婴儿吸吮母乳的要求，吸吮少了，乳汁的分泌会减少，从而影响母乳喂养的成功。因此，6 个月内不要轻易给婴儿加水或奶制品，更不要用奶瓶和奶头。

附件一　孕产妇健康档案

姓名：　　　　　　　　　　　　　　　　　　编号□□－□□□□□

表1　基本情况表

住 院 号		本人年龄		户口	1本市　2外地　□	
丈夫姓名		丈夫年龄		胎次		产次	
联系电话				丈夫电话		
户 口 地 址						
产后休养地址						
末次月经	年　月　日			预 产 期	年　月　日	
建册日期	年　月　日			建册孕周		

表2　第一次产前保健服务记录表

日　期			孕　周	
身高（cm）			体重（kg）	
BMI指数			血　　压	
心脏听诊			肺部听诊	
妇科检查	外阴		阴道	
	宫颈		子宫	
	附件			
实验室检查	血常规			
	尿常规			
	肝肾功能			
	白带			
梅毒筛查结果				
HIV结果				

姓名：　　　　　　　　　　　　　　编号□□－□□□□□

表 3　初筛分类表

项　目	内　容	有	无
妇产科病史	不良产史及不孕史		
	出生缺陷和先天残疾儿史		
	生殖道手术史		
本次妊娠	*年龄≥35 或＜18 岁*		
	身高＜1.45m 或躯体残疾		
	体重		
	BMI 指数＞24		
	阴道出血		
	现患或曾患高血压，心、肝、肾、肺病及糖尿病等内分泌疾病，精神神经疾病，传染性疾病		
家族史	高血压、糖尿病		
	遗传性疾病		
	传染病		
初检结果异常	*血红蛋白＜110g/L，血常规异常*		
	尿常规有异常		
	梅毒筛查（RPR）阳性		
	肝肾功能异常		
	生殖道畸形、妇科肿瘤		
	心肺听诊异常		

注：有斜体字项目阳性者需急转至上级医院

姓名：　　　　　　　　　　　　　　　　　　　　编号□□-□□□□□

表 4　第二、三次产前保健服务记录表

项　目	第二次产前保健服务		第三次产前保健服务	
	检查日期：　年　月　日		检查日期：　年　月　日	
	孕____周		孕____周	
主诉				
体重：　　BMI：				
产科检查				
宫高				
腹围				
胎心				
血压				
尿蛋白				
处理				
1. **保健指导**	卫生、营养、心理 胎教 体操		卫生、营养、心理 自我监护 母乳喂养 分娩准备	
2. **预约转院作相关检查、追访结果、进行记录**	16～20 周唐氏筛查		20～24 周 B 超 24～28 周血糖筛查	
3. **发现问题转诊**	转诊指征：		转诊指征：	
下次检查时间				
随访医生签名				

姓名：　　　　　　　　　　　　　　　　　编号□□—□□□□□

表 5　产后访视记录表

产妇情况		新生儿情况	
一般情况	（生理、心理）体温：	一般情况：	
		体温：	
		前囟：	
血压	（必要时）	皮肤：	
乳房		眼、耳、鼻、口：	
恶露		脐部：	
子宫		心肺听诊：	
伤口		臀部：	
其他		四肢：	
		体重：	
产褥期保健指导		新生儿护理指导	
一般指导		婴儿沐浴指导	
心理指导		督促听力筛查有问题的新生儿进行复查；梅毒（RPR）筛查阳性者的复查	
营养指导		预约婴儿预防接种及满月时转儿保门诊随访管理	
母乳喂养指导		其他	
产后访视日期	年　月　日	访视者签名	

姓名：　　　　　　　　　　　　　　编号□□－□□□□□

表 6　产后 42 天产妇健康检查记录表

健康检查日期		年　月　日	检查者签名	
健康检查	一般情况	（生理、心理）		
	血压	（必要时）		
	乳房			
	恶露			
	子宫			
	伤口			
	其他			
处理：				
1. 已恢复正常者可以结案				
2. 尚未恢复正常者需转诊				
3. 保健指导	计划生育			
	性保健			
	坚持纯母乳喂养 6 个月			

附件二　社区孕产妇健康管理工作制度

城市社区卫生服务机构都应将辖区内的孕产妇健康管理列入常规工作。

为保证社区卫生服务机构能顺利地、规范地、保质保量地为孕产妇提供基本保健服务，制订以下工作制度：

一、社区是为孕产妇提供基本医疗保健服务的重要场所，社区卫生服务机构为孕产妇提供基本保健服务的内容包括：在孕产期各个阶段进行保健指导提高孕产妇的自我保健能力和通过检查评估做到疾病的早发现、早诊断和早治疗。

二、社区卫生服务机构的孕产妇健康管理工作应由具有执业医师或执业医士资格，并经过专业培训的全科医生或防（妇）保人员，掌握相关知识与基本技能，取得母婴保健上岗证后担任。岗位职责包括体检、评估、指导和处理。

三、专业培训由市级妇幼保健机构负责组织，全科医生初次培训集中上课时间不得少于 48 学时，理论学习结束后由各区级妇女保健所负责安排在区级医院的妇产科实习三个月；防保人员初次培训集中上课时间不得少于30学时，每两年须接受一次复训。

四、城市社区卫生服务机构应当有计划地在社区内开展有关孕产期保健的各项服务工作，包括健康教育、孕前保健指导、早孕检查建册及对正常孕妇孕中期两次产前保健服务；还要开展产后家庭访视工作和正常产妇的产后健康检查。

五、社区卫生服务机构开展以上服务必须有独立的诊室，面积不小于15m^2，包括咨询室（咨询桌椅、就诊椅、血压计、听诊器、磅秤、有关登记表、本和健康档案等）和检查室（卷尺若干、辅助灯、多普勒胎心仪或听筒、妇科检查床、诊疗床、污物桶、洗手池、妇产科必要的检查器具等），并有屏风遮蔽；墙上除张贴相关工作制度以外，还需张贴孕产期保健的宣传资料。

六、社区卫生服务机构为孕产妇服务的各项工作都应严格按照《社区孕产妇健康管理》技术规范的流程进行，掌握辖区内孕产妇保健基本情况，及时发现有问题的孕产妇并及时落实转诊。由社区医生负责孕产妇的健康评估工作，与社区防（妇）保人员共同讨论该孕产妇的分类，填写有关记录，做好保健指导，落实转院及转诊后的随访等；并定期做好信息统计和上报工作。

七、社区卫生服务机构为孕产妇服务时所使用的记录《孕产妇保健手册》、《孕产妇健康档案》和《社区孕产妇保健服务登记本》，由市级妇幼保健机构统一制定。

八、社区卫生服务机构应接受所在区妇幼保健机构和挂钩医院的检查、督促和业务指导。

九、区妇幼保健机构应对区内社区卫生服务机构的孕产妇健康管理工作进行检查、评估，内容包括：软、硬件是否符合标准、开展项目是否齐全、保健指导是否主动、发现问题是否及时、转诊是否落实、记录是否完整；调查了解孕妇对社区卫生服务机构的满意度和信任度；适时组织区内的观摩、交流；督促《社区孕产妇健康管理》技术规范的正确执行和质量的提高。评估指标有：孕 12 周前的建册率、产后检查率、产后访视率、产后健康检查率、社区医生孕产期保健服务适宜技术培训率、社区医生孕产期保健服务适宜技术采纳率、社区医生孕产妇保健服务合格率、孕产妇保健知识知晓率、孕产妇对社区服务利用率、满意率、孕产期营养指导、心理咨询覆盖率、流动人口孕产妇保健覆盖率、有问题孕妇的检出率、转诊率等。

十、区妇幼保健机构负责建立区内社区卫生服务机构和二、三级医院的业务挂钩关系，并协调区内双向转诊工作的顺利进行；对检查、评估中发现的问题认真研究、督促改进。

十一、市级妇幼保健机构负责制定、修订、督促、评估该制度的执行。

附件三　孕产妇健康管理双向转诊制度

为进一步规范社区卫生服务机构孕产期的系统保健服务，充分发挥社区卫生服务机构对孕产妇提供基本保健服务和及早发现孕产期的疾病的功能，并使有重点问题的孕产妇能及早得到特殊关注和落实转院治疗，保证孕产期保健的连续性、安全性和有效性，建立和完善合理有序的双向转诊的医疗保健秩序，构建一、二、三级医疗保健机构分工明确、密切协作的新型城市医疗卫生服务体系十分重要，特制定孕产妇健康管理双向转诊制度。

一、城市三级妇幼保健网构架

依靠三级妇幼保健网的分工明确、密切合作，开展孕产期保健服务，是我国长期以来的成功经验。一级为社区卫生服务中心（包括其所属分站，统称为社区卫生服务机构）；二级为区级妇幼保健机构（院、所）、区级医院妇产科；三级为市级妇幼保健机构（院、所）、市妇产科医院、市级医院的妇产科。上级对下级（三级对二级、二级对一级）有业务指导和接受转诊协助解决疑难问题的责任。市级妇幼保健机构承担对全市开展孕产妇保健所有医疗保健机构的业务指导和质量管理；区级幼保健机构承担对辖区内开展孕产妇保健所有医疗保健机构的业务指导和质量管理。

二、机构间的定点挂钩关系

在全市已形成的三级妇幼保健网基础上，由当地卫生行政部门领导，根据地理位置、医疗水平等方面情况，在市、区两级妇幼保健机构的协助下明确各级机构间的定点挂钩关系。

一个区内的区妇幼保健院、区级医院妇产科或区内的三级医院妇产科分工与区内几个社区卫生服务机构挂钩。全市的三级妇幼保健机构（市级妇幼保健院、市妇产科医院、市级医院的妇产科）亦分工与相关区级医疗保健机构挂钩。某些涉及特殊资质限定（如产前筛查与产前诊断、危重抢救）服务的医疗保健机构应更多承担来自各级医疗保健机构的相关转会诊职责（包括直接来自社区卫生服务机构）。

三、各级医疗保健机构间的双向转诊关系

（一）在社区卫生服务机构登记建册的孕妇都可转至其挂钩的医院得到孕期有关的检查（如B超和特殊实验室检查）、孕晚期产前检查和分娩；发现有重点问题的孕产妇随时可转至挂

钩医院诊治。如病情需要，社区卫生服务机构的孕产妇亦可直接转三级医疗保健机构。孕产妇如要选择挂钩外的医院诊治或分娩时，虽不在转诊范围之内，也需要指导或帮助其落实。

（二）各二、三级医院都有责任接受其挂钩社区卫生服务机构转来的孕产妇，并在门诊或住院方面给予优先和照顾。对转来的有异常情况或有重点问题的孕产妇在门诊经诊查和治疗，明确诊断，排除问题或病情好转、稳定后，可转回原社区卫生服务机构。如问题严重需要留院观察、监护和诊治者，应将有关信息及时告知社区卫生服务机构。

（三）各二、三级医院都有责任采用多种形式对社区卫生服务机构进行业务指导如：定期（每周）派主治医师以上医务人员到社区卫生服务机构参加门诊；为社区医生举办业务讲座（或医院在科内开展业务讲座时吸收社区医生参加）；定期召开联席会议交流转诊转院情况和指导意见等。区级妇幼保健机构亦可组织区内医院的医师下社区检查工作和进行指导。

（四）各三级医院（市级妇幼保健院、妇产科医院及市级相关的专科医院）除接受辖区内挂钩社区卫生服务机构转来的孕产妇外，还应接受二级医院的疑难病例和相关专科（如产前诊断、遗传咨询等）的转诊。三级医院亦要负责接受一级（社区卫生服务机构）转来有重点问题的孕产妇的诊治和抢救。

（五）区妇幼保健所负责组织、协调和检查本辖区各级医疗保健机构的分工、挂钩和双向转诊的正常运行。

二、三级医院接受转诊对象后，在门诊需由妇产科主治医师以上负责诊查，并将结果填写在转诊单第三联上；确属有重点问题者，留在二、三级医疗机构门诊或收住院继续诊治。

（六）市级妇幼保健机构负责组织、协调和检查全市一、二、三级医疗保健结构的双向转诊的正常运行；联系相关的三级专科（如精神病专科、肝病专科、心脏病专科等）医院接纳和参与孕产妇的医疗保健服务；并协助组织市内重大产科抢救和绿色通道的运行。

四、转诊单及其使用

转诊单有两种，一是社区孕产妇健康管理转诊单，二是医院转回社区的联系单。

社区卫生服务机构转出病人时须填写社区孕产妇健康管理转诊单。

社区孕产妇健康管理双向转诊单分三联，第一联为社区卫生服务机构留存，第二、三联由孕妇带到转诊医院，第三联由转诊医院填写反馈信息发回社区。各社区卫生服务机构将孕产妇转诊时须填写转诊单第一、二联，注明转诊原因，将有重点问题的孕产妇转出后需随访、落实；对有危急征象的孕产妇，则必须与转诊的医院联系落实并陪同前往。

接受转诊的医院在门诊经诊查排除问题者，可在第三联上写明转回社区；对明确诊断和治疗后病情好转、稳定后可转回社区者须填写医院转回社区的联系单；该联系单分二联，一联为存根，第二联由孕妇带回或发送至社区。

附件四　双向转诊单

孕产妇健康管理双向转诊单（存根）

编号：

姓名______　年龄____　孕/产次____　孕周____　预产期____

社区门诊号____________　孕妇联系电话__________________

转诊原因：落实分娩地点

预约 16～24 周 B 超筛查、羊水染色体检查

预约 24～28 周血糖筛查

发现重点问题____________________________________

____

有危急症象______________________________________

转至____医院

转出单位：______区______社区卫生服务　医生签名：________

年　月　日

随访落实情况____

年　月　日

孕产妇健康管理双向转诊单（第二联）

编号：

（此联及三联由孕妇自带至转诊医院）

姓名______ 年龄____ 孕/产次____ 孕周____ 预产期____

转诊原因：落实分娩地点

预约 16～24 周 B 超筛查、羊水染色体检查

预约 24～28 周血糖筛查

发现重点问题____________________________

有危急症象______________________________

转至____________________________________医院

转出单位：______区______社区卫生服务 医生签名：________

年 月 日

孕产妇健康管理双向转诊单（第三联）

编号：

（该联由接受转诊医院填写后寄回或由孕妇带回社区卫生服务中心）

孕妇姓名

就诊日期

诊断

处理意见：已落实住院登记

已预约 16～24 周 B 超筛查、羊水染色体检查

已预约 24～28 周血糖筛查

留本院门诊/住院

排除重点问题，转回原单位

____________________医院

医生签名__________

年　月　日

附：医院联系单

医院联系单

（存根）

姓名______ 门诊号______ 孕周________

诊断____

回社区原因________________________________

________________医院

医生签名__________

年 月 日

转回____________ 社区卫生服务________

姓名______ 门诊号______ 孕周________

诊断____

回社区原因________________________________

________________医院

医生签名__________

年 月 日

附件五　社区孕产妇健康信息管理工作制度

孕产妇健康信息的收集、整理、分析是孕产妇保健工作中的一个重要环节，它不但能够反映出当前的孕产妇的健康水平，而且也为指导、改进孕产妇保健工作提供科学依据。由于孕产妇保健服务涉及到城市妇幼保健三级网的各有关机构，因此信息收集、报告必须有严密的管理工作制度，才能保证它的准确性、完整性和科学性。社区是提供孕产妇健康信息的基础单位，信息收集的质量至关重要，特制定本工作制度：

一、社区孕产妇健康信息的记录、登记和上报必须具备的台账和报表：

台账：《孕产妇保健手册》上的“孕产期保健服务记录”（简称“服务记录”）、《孕产妇健康档案》、《社区孕产妇保健服务登记本》；

二、早孕建册：孕妇到社区卫生服务机构建册登记，社区医生为其建立《孕产妇保健手册》（以下简称《手册》）和《孕产妇健康档案》（以下简称《档案》）；然后将询问和检查的结果填写在《手册》和《档案》上。《手册》由孕妇自行保管，《档案》留存在社区卫生服务机构，然后将有关信息登记在《社区孕产妇保健服务登记本》（以下简称《登记本》）上。

三、《登记本》的填写与使用：

（一）本表的填写按照“预产期”的分类，即各单位根据分娩数确定每月所需张数，然后在标签处写上月份，每位孕妇建册时按照其预产期填写在相应月份中。

（二）每次评估分类时将代码填入，代码表示：①正常 ②一般异常 ③重点问题。

（三）登记本除建册登记时填写基本信息之外，在以后的孕产妇健康管理中，包括孕期保健服务、转院和随访、产后访视和产后健康检查时都必须及时登记在相关项内。

（四）该登记本除了信息登记以外，还可以起到健康管理的指导作用：社区医生可以通过翻阅登记本了解孕产妇的各个时期健康管理的落实情况，如发现孕产妇未能按时接受孕期保健服务、转院未及时落实及未接受产后访视或产后健康检查者，都可以及时联系并督促落实。

四、孕期三次随访的结果都须分别填写在《手册》的“服务记录”和《档案》上，并登记在《登记本》上；如发现问题要转院的，还需填写双向转诊单，并随访落实。

五、分娩时《手册》由孕妇带至接产医院，接产医院负责填写《手册》中“服务记录”，并将其裁下，寄送至妇幼所，再由妇幼所分派到建册单位。

六、社区接到“孕产期服务记录”后在《登记本》和《档案》上转录相关信息，并上门访视；将产后访视的情况记录在《档案》内，同时填写《登记本》。

七、产后检查时将检查的情况分别记录在《手册》的“服务记录”和《档案》上，同时填写《登记本》。

附件六　抑郁自评量表和焦虑自评量表

Zung 抑郁自评量表是由美国杜克大学医学院的 Zung 于 1965 年编制的，共计 20 题。其特点是计分简便，并能相当直观地反映抑郁者的主观感受。

抑郁自评量表（Self-Rating Depression Scale，SDS）的使用对象是有抑郁症状的成年人。该量表为自评量表，由受试者自己填写。

SDS 按症状出现的频度分 4 个等级：没有或很少时间；少部分时间；相当多时间；绝大部分或全部时间。其中，10 项是负性陈述的，为正向评分题，依次评为 1，2，3，4 分；另 10 题（带 * 号的第 2，5，6，11，12，14，16，17，18，20 题）是正性陈述的，为反向评分题，即评为 4，3，2，1。分数分布范围为 20～80 分。一般来说，抑郁总分低于 50 分者为正常；50～60 分者为轻度，61～70 分者是中度，70 分以上者是重度抑郁。

抑郁自评量表（SDS）作为一种自评量表，在自评者评定之前，一定要让他把整个量表的填写方法及每个问题的涵义都弄明白，然后作出独立的、不受他人影响的自我评定。评定时须根据最近一星期的实际情况来回答。否则，测验的结果不可信。

一次评定约需时 10 分钟。评定结束时，应仔细检查一下有无漏评或重复评定。

注意：测验中的每一个问题都要回答，不要遗漏，以避免影响测验结果的准确性。

请受检者仔细阅读每一条，把意思弄明白。然后根据您最近一星期的实际情况，在适当的方格里划一个钩√。

抑郁自评量表

	没有或很少时间	小部分时间	相当多时间	绝大部分或全部时间		工作人员
1. 觉得闷闷不乐，情绪低沉	□	□	□	□	1	□
*2. 觉得一天中早晨最好	□	□	□	□	2	□
3. 一阵阵哭出来或觉得想哭	□	□	□	□	3	□
4. 晚上睡眠不好	□	□	□	□	4	□
*5. 吃得和平常一样多	□	□	□	□	5	□
*6. 与异性密切接触时和以往一样感到愉快	□	□	□	□	6	□
7. 发觉自己的体重在下降	□	□	□	□	7	□
8. 有便秘的苦恼	□	□	□	□	8	□
9. 心跳比平常快	□	□	□	□	9	□
10. 无缘无故地感到疲乏	□	□	□	□	10	□
*11. 我的头脑和平常一样清楚	□	□	□	□	11	□
*12. 感到经常做的事情并没有困难	□	□	□	□	12	□
13. 觉得不安而平静不下来	□	□	□	□	13	□
*14. 对将来抱有希望	□	□	□	□	14	□
15. 比平常容易生气激动	□	□	□	□	15	□
*16. 觉得做出决定是容易的	□	□	□	□	16	□
*17. 觉得自己是个有用的人，有人需要	□	□	□	□	17	□
*18. 感到生活过得很有意思	□	□	□	□	18	□
19. 认为如果自己死了，别人会生活的好些	□	□	□	□	19	□
*20. 平常感兴趣的事仍然照样感兴趣	□	□	□	□	20	□

焦虑自评量表（Self-Rating Anxiey Scale，SAS）由 Zung 编于 1965 年，从量表构造形式到具体评定方法，都与抑郁自评量表（SDS）十分相似，用于评定焦虑病人的主观感受。

评定时须根据最近一星期的实际情况来回答。

焦虑自评量表含有 20 个项目，分为 4 级评分，主要评定项目所定义的症状出现的频度，其标准为："1" 没有，"2" 小部分时间，"3" 相当多时间，"4" 绝大部分时间或全部时间。

其中，带 * 号的第 5、9、13、17、19 题是反向评分题："4" 没有，"3" 小部分时间，"2" 相当多时间，"1" 绝大部分时间或全部时间。

此系统的结果剖析图给出的是标准分，分数越高，表示这方面的症状越严重。一般来说，焦虑总分低于 50 分者为正常；50～60 分者为轻度，61～70 分者是中度，70 分以上者是重度焦虑。

焦虑自评量表

	没有或很少时间	小部分时间	相当多时间	绝大部分或全部时间		工作人员
1. 我觉得比平常容易紧张或着急	□	□	□	□	1	□
2. 我无缘无故地感到害怕	□	□	□	□	2	□
3. 我容易心里烦乱或觉得惊恐	□	□	□	□	3	□
4. 我觉得我可能将要发疯	□	□	□	□	4	□
*5. 我觉得一切都很好,也不会发生什么不幸	□	□	□	□	5	□
6. 我手脚发抖打颤	□	□	□	□	6	□
7. 我因为头痛、颈痛和背痛而苦恼	□	□	□	□	7	□
8. 我感觉容易衰弱和疲乏	□	□	□	□	8	□
*9. 我觉得心平气和，并且容易安静坐着	□	□	□	□	9	□
10. 我觉得心跳得很快	□	□	□	□	10	□
11. 我因为一阵阵头晕而苦恼	□	□	□	□	11	□
12. 我有晕倒发作，或觉得要晕倒似的	□	□	□	□	12	□
*13. 我吸气呼气都感到很容易	□	□	□	□	13	□
14. 我的手脚麻木和刺痛	□	□	□	□	14	□
15. 我因为胃痛和消化不良而苦恼	□	□	□	□	15	□
16. 我常常要小便	□	□	□	□	16	□
*17. 我的手脚常常是干燥温暖的	□	□	□	□	17	□
18. 我脸红发热	□	□	□	□	18	□
*19. 我容易入睡并且一夜睡得很好	□	□	□	□	19	□
20. 我做恶梦	□	□	□	□	20	□

附件七　健康教育资料一览表

形式	内容
VCD	
1	孕产期保健
2	阳光“孕”动-孕产期保健操
科普书	
1	《孕产期保健宜与忌》
2	《现代胎教》
折页	
1	导乐陪伴分娩
2	分娩前准备
3	孕期营养
4	做好孕前保健
5	预防出生缺陷
6	选择您身边的医院
7	孕前保健
8	孕产期保健服务流程
9	流动人口孕产期保健
10	孕期心理保健和家庭支持
挂图及宣传版面	
1	孕前保健早知道
2	做好三级预防　提高出生人口素质

续表

形式	内容
3	合理营养保健康
4	产前检查保安康
5	住院分娩保平安
6	和谐家庭　健康宝宝
7	孕产期保健服务流程
8	人在社区　安享保健——社区卫生服务中心提供的孕产期服务内容
教材	孕妇学校师资教材

参考文献

[1] 华嘉增．妇女保健新编．第 2 版．上海：复旦大学出版社，2005

[2] 黄醒华．实用妇女保健学．北京：中国协和医科大学出版社，2006

[3] 邵玉芬．孕产妇营养及四季食谱．上海：上海医科大学出版社，1999

[4] 马静．孕产妇营养指南．广东人民出版社，2005

[5] 中华人民共和国卫生部疾病控制司．中国成人超重和肥胖症预防控制指南（试行），2003.

[6] 庄依亮等．病理产科学．北京：人民卫生出版社，2003

[7] 张惜阴．实用妇产科学．第 2 版．北京：人民卫生出版社，2003

[8] 上海市卫生局，上海市妇女保健所，上海市儿保所等．上海市孕产期保健工作规范汇编．2002

[9] 上海市妇女保健所．孕妇学校教学大纲（教师版）（内部资料）

[10] 中国疾病预防控制中心妇幼保健中心．孕期健康教育（丛书）

[11] Fortney J. 1995. Antenatal risk screening and scoring: a new

look. Int J Gynecol Obstet，50 (Suppl 2)：S53 - S58

[12] Yuster EA. 1995. Rethinking the role of the risk approach and antenatal care in maternal mortality reduction. Int J Gynecol Obstet，50 (Suppl 2)：S59-S61

[13] WHO antenatal care randomized trial：manual for implementation of the new model. Geneva，World Health Organization，2002